MANXING QIDAO JIBING

XIRU ZHILIAO SHIJIAN SHOUCE

慢性气道疾病
吸入治疗实践手册

张　静　叶晓芬·主编

U0257812

復旦大學 出版社

编委会名单

主　审　宋元林　吕迁洲　金美玲

主　编　张　静　叶晓芬

副主编　揭志军　谢　宁

编　委　（按姓氏拼音排序）

华剑兰　复旦大学附属中山医院

揭志军　复旦大学附属第五人民医院

金知萍　复旦大学附属中山医院

李星晶　复旦大学附属中山医院吴淞医院

吴奕星　复旦大学附属中山医院

吴　轶　复旦大学附属中山医院

谢　宁　复旦大学附属中山医院

叶晓芬　复旦大学附属中山医院

张　静　复旦大学附属中山医院

张捷青　复旦大学附属中山医院

张蓉蓉　复旦大学附属中山医院徐汇医院

左依慧　复旦大学附属中山医院

绘　图　胡嘉仪　复旦大学附属中山医院

序　　一

随着工业化对环境的污染与社会老龄化的不断进展,哮喘、慢性阻塞性肺疾病(简称慢阻肺)等慢性呼吸系统疾病的负担日益增长。在《"健康中国2030"规划纲要》中对慢性呼吸系统疾病的防治提出了明确要求。

一直以来,吸入治疗都是慢性气道疾病的重要治疗手段。与口服、肌肉注射和静脉给药等方式相比,吸入药物直接作用于肺部,具有起效快、疗效佳、全身不良反应少等优势,在慢阻肺和哮喘的治疗和长期管理中发挥着重要作用。正确选择和使用吸入装置是治疗成功及有效管理的关键环节,有助于改善慢性气道疾病的预后。然而,由于缺乏临床经验、药物设备配置不完善等原因,基层医院甚至高级别医院在吸入治疗过程中存在许多不规范之处,进而影响疗效。调查显示,基层医生中仅16.4%能够正确使用吸入装置,部分基层单位的医疗工作者缺乏主动指导患者正确使用吸入装置的意识,不知道不同吸入装置适用于不同患者,对吸入药物的不良反应和注意事项不够了解，或因为不会使用吸入药物而不愿意给患者处方吸入药物。

由复旦大学附属中山医院呼吸与危重症医学科和药剂科联合编写的《慢性气道疾病吸入治疗实践手册》秉持科学管理慢性气道疾病的理念，力求从基层医疗的现况和需求出发，推行正确、规范的吸入疗法，为基层医生、药师、护士和患者提供有效的帮助，满足广大人民群众的健康需求。本书配有相应的吸入装置操作方法视频，介绍了当前慢性气道疾病的常用吸入药物和吸入装置以及应该如何避免一些常见的使用错误，文字通俗易懂，配图形象生动，非常具有实践意义。本书既适用于医疗工作者深入学习慢性气道疾病的吸入治疗，又可作为患者学习如何操作吸入装置的参考书。相信本书的出版将促进吸入药物在慢性呼吸系统疾病患者中的规范应用。

2022 年 7 月

序 二

哮喘和慢性阻塞性肺疾病（简称慢阻肺）属于最常见的慢性气道疾病，主要采取以药物治疗为主的综合治疗方式。《全球哮喘防治倡议》（GINA）、《慢性阻塞性肺疾病全球倡议》（GOLD）和国内相关指南都推荐吸入给药。由于吸入药物剂型多、装置多、用药程序多且各不相同，严重影响吸入药物的合理选择和正确使用，从而影响疗效。GINA 明确要求医务人员不仅需在患者首次就诊时教会其正确使用方式，而且在每次复诊时都要让患者演示在家时是如何操作的，以便发现和指导患者的用药错误。我国也在 2019 年发布了规范吸入药物应用的中国专家共识，且在中华医学会呼吸病学分会、中国医师协会呼吸医师分会和中国药学会药学服务专业委员会的联合倡议下，全国正在开展并推广咳喘药学服务门诊。实际上，复旦大学附属中山医院呼吸与危重症医学科早在 1992 年就开设了哮喘专病门诊，且率先在上海建立了慢阻肺专病门诊，药剂科则在 2006 年就开展了临床药师专注于吸入药物合理应用的工作,并开设了吸入药物指导门诊,多年来积累了丰富的经验。特别是 2019 年,两科室联合拍摄了一套共 8 个"吸入装置操作方法"视频,全面、清晰又简明扼要地对临床常用的吸入装置的操作步骤作了展示,深受患者和医护药人员的欢迎。如今,他们又把经验体会总结成册与大家分享,这将大大推动吸入药物的"合理选、正确用",从而便利医护药人员造福广大患者。让我们携手努力推动慢性气道疾病的规范防治,帮助患者减轻病痛和医疗负担,提高其生活质量和工作能力。

最后,感谢本书主编、主审和各位编委的辛勤工作!祝贺《慢性气道疾病吸入治疗实践手册》出版。

游一中

2022 年 7 月

前　　言

　　慢性气道疾病是四大慢性病之一,主要包括哮喘和慢性阻塞性肺疾病(简称慢阻肺)。我国哮喘总患病人数约4 750万,控制率差,城区哮喘总体控制率仅为28.5%;我国慢阻肺总患病人数约1亿,患病率高,占全球慢阻肺的40%。慢性气道疾病治疗药物主要为吸入药物,不同于口服、注射等给药途径,其需要患者正确掌握吸入装置的用法。吸入装置操作较难且依从性差,需要医务人员对患者进行面对面的指导,确保患者正确、规律用药。吸入装置的错误使用并不少见,国外研究发现60.9%的患者存在粉雾剂的错误使用,而气雾剂的错误率更高达86.8%。我国的调查显示,慢阻肺和哮喘分别仅有11.67%~35.0%和5.6%接受了规范化治疗,其中吸入装置的错误使用是治疗不规范的重要原因;而治疗不规范则与疾病控制不佳密切相关,故加强慢性气道疾病的宣教管理是当务之急。

　　为了提高吸入装置使用的正确率,复旦大学附属中山医院(以下简称中山医院)呼吸与危重症医学科和药剂科联合制作了目前临床常用的 8 个吸入装置的操作步骤和要领的视频,并应用于临床,取得了良好效果。为推广吸入疗法的正确理念和吸入装置操作的正确方法,我们开始撰写吸入药物操作方法视频的配套书籍,供医师、药师、护士和患者参考及学习之用。

本书重点介绍了吸入药物的药学特性和吸入装置的制剂特点,结合疾病的特点和不同人群的特点,提供吸入药物和吸入装置选择的参考。同时,通过文字、图片和视频的多种形式,详细介绍吸入装置的正确用法及常见错误,以期达到以下目的:①供临床医师参考,合理地、个体化地选择吸入药物及装置,提高哮喘、慢阻肺的药物治疗水平;②供药师及护理人员参考,在患者宣教时正确规范使用吸入装置;③供哮喘、慢阻肺患者进行科普学习,以增加吸入药物治疗的正确率和规范性,提高药物治疗依从性。

本书是中山医院的呼吸专业医师和呼吸专业临床药师共同合作完成的。中山医院呼吸与危重症医学科早在 1992 年就开设了哮喘专病门诊,并率先在上海开设慢阻肺专病门诊,在近 30 年的吸入治疗临床实践中总结出了一系列行之有效的方法,包括临床医师和药师的密切配合。例如:自 20 世纪 90 年代开始在呼吸诊疗区设置专门场所,由临床药师进行吸入药物指导,帮助患者掌握吸入技巧、提高用药依从性;开展医师、药师联合查房;近年来还开设了呼吸药学门诊。在教育患者的过程中发现并解决了很多用药误区问题,积累了很多用药经验。本书来源于临床实践的经验总结,期待广大从事慢性气道疾病诊疗工作的临床医务人员能够从中获益,进而改善患者诊治效果。本书的不足之处,也期待各位同道不吝指教!

在本书的撰写过程中,得到了呼吸和药剂科师长和同事的精心指导和大力支持,特别是蔡映云教授、金美玲教授在吸入装置使用视频拍摄和后期制作过程中给予了大量宝贵意见,以及全体编者不惜花费宝贵的休息时间,为本书的成稿付出了大量辛勤劳动;在装置使用视频的制作中,我们为追求信息传达的专业性和准确性而一遍遍重复拍摄,为突出重点而对讲解文字进行字斟句酌的讨论,视频制作人员不厌其烦地帮助我们来回修改细节;在装置示意图、吸入剂使用方法步骤图的绘图过程中,还得到了金志聪、陈沛珍、许茂铧等几位老师的大力支持。在本书稿即将付梓之际,这些场景都一一浮现在眼前。不负如歌岁月,感谢我们在一起为了一个共同的目标度过了一段美好的时光!

张 静 叶晓芬

2022 年 7 月

目　　录

第一章

>>>

慢性气道疾病吸入治疗简介

第一节 吸入治疗的重要性

慢性阻塞性肺疾病(chronic obstructive pulmonary disease，COPD，简称慢阻肺)、支气管哮喘(简称哮喘)等慢性气道疾病是我国重要的慢性非传染性疾病。根据最新流行病学调查数据，我国慢阻肺40岁以上人群患病率达13.7%，是我国寿命损失年和死亡原因排名第3位的疾病；20岁以上人群哮喘患病率达4.2%(估算有4 570万)，而在儿童和青少年中，哮喘患病率为3.02%，并以每10年约50%的速度增加(上千万)。

大部分慢阻肺和哮喘患者经过规范的干预和治疗即能取得疾病控制，其中吸入治疗是药物治疗的核心。吸入治疗不同于口服、静脉输注、皮下注射、肌肉注射等常规用药途径，需要通过专用装置由患者吸入药物，患者掌握正确吸入技术是取得疗效的前提。吸入药物有干粉、液体喷雾和雾化溶液等形式;根据形式和药物的不同,吸入装置有不同的设计,吸入方法也会不同,特别是每个吸入装置有着自身的注意要点。据调查,我国慢阻肺患者规范化治疗率仅为 11.67%～35.0%;哮喘患者更是仅有 5.6% 接受了规范化治疗,15.5% 的患者在 1年内曾因症状加重而前往急诊或住院。因此,迫切需要简明实用的参考书帮助从事慢性气道疾病诊治的医师、护士和药师教会患者准确使用吸入药物,助力慢性气道疾病的规范化治疗,进而减轻疾病负担、改善患者生活质量。

参考文献:

[1] 中华医学会呼吸病学分会慢性阻塞性肺疾病学组,中国医师协会呼吸医师分会慢性阻塞性肺疾病工作委员会. 慢性阻塞性肺疾病诊治指南(2021 年修订版)[J]. 中华结核和呼吸杂志,2021,44(3):170 -205.
[2] 中华医学会呼吸病学分会哮喘学组. 支气管哮喘防治指南(2020 年版)[J]. 中华结核和呼吸杂志,2020,43(12):1023 - 1048.

(张静　揭志军)

第二节　吸入治疗的历史

吸入治疗有着极为悠久的历史,在多个古代文明中均有相关记载。古埃及最早记录药学知识的《埃伯斯莎草纸》(*Ebers papyrus*)中记载,患者通过吸入黑莨菪加热形成的蒸汽来治疗呼吸困难;古希腊希波克拉底曾使用壶型装置加热草药,从而产生气雾给哮喘患者吸入;古印度的梵医则会建议患者吸入曼陀罗和大麻;公元 5 世纪前后,罗马医生塞利乌斯·奥雷利安努斯(Caelius Aurelianus)描述了支气管哮喘的症状,并提出将吸入蒸汽作为治疗哮喘发作的方法。

在公元 5 世纪到工业革命开始前,吸入治疗并没有得到很大的发展,主要的方法依旧是吸入曼陀罗、鸦片,以及草药燃烧产生的蒸汽。但值得一提的是,关于哮喘的第一本书是由西班牙医生迈蒙尼德(Maimonides)撰写的,他在 1190 年所著的《论哮喘》(*A Treatise on Asthma*)一书中提出了多种哮喘的治疗措施,其中包括吸入草药经过火烤后产生的气体。此外,在英国医生克里斯托弗·本内特(Christopher Bennet)1654 年所著的书中有着最早公开发表的吸入装置设计图。

18 世纪 60 年代,随着工业革命的来临,新的制造技术为吸入装置的发展铺平了道路。英国医生约翰·梅杰(John Mudge)创造了"inhaler"一词来表示吸入器,并且设计了一个锡蜡制的、外形如同啤酒杯的带有 5～6 英寸长软管的器皿,尝试通过含有鸦片的蒸汽来治疗咳嗽,这个装置于 1778 年被首次使用。此后一段时间内,各种与梅杰(Mudge)的吸入器功能相似的陶瓷吸入器陆续出现并得到了商业化,在英国流行开来。在此之前,吸入治疗的装置和药剂主要由医生或患者自己制备,但自此开始由制造商大量生产。

19世纪下半叶,新的吸入装置——雾化器(nebulizer)和干粉吸入器(dry powder inhalers, DPI)出现在市场上。1849年奥芬·尤吉特-莱斯班(Auphon Euget-LesBain)最早提出了将溶液雾化吸入的想法,1858年法国医生塞尔斯·吉隆(Sales Girons)在此基础上设计了便携式雾化器,该装置使用手柄从储液罐中抽出液体并将其通过喷嘴压向平板,从而将药物分散成细颗粒。艾拉·沃伦(Ira Warren)在1852年发明了第一个DPI,该玻璃吸入器由内管和外管组成,内管上开有细孔,粉状药物放在其中。当患者吸入时,需要用手旋转内管,粉末将通过内管上的孔雾化,然后通过吹嘴输送给患者。1864年,阿尔弗雷德·纽顿(Alfred Newton)也发明了一种外形像座钟的DPI,而且他观察到粉末需要尽可能地粉碎并保持干燥,这一原则至今仍适用于DPI。

随着吸入装置的发展和流行,关于吸入类药物的使用方法和相关研究也逐渐增加。19世纪初,英国将军根特(Gent)把古印度吸入曼陀罗叶的方法带到了英国,曼陀罗中含有的成分于1833年被确认是阿托品。1867 年版的《英国药典》首次列入了吸入疗法,提及的药物包括氢氰酸、氯气、毒芹、杂草油、碘酒,说明当时吸入治疗已被广泛认可。与此同时,研究者们开始通过分离药物中的活性成分来提高治疗的效果和安全性。索罗门·索利斯-科恩(Solomen Solis-Cohen)在 1900 年证明了肾上腺提取物可引起支气管扩张并使用其治疗哮喘,巴杰(Barger)和戴尔(Dale)则在 1910 年首次报道了肾上腺素作为气雾剂对哮喘具有疗效,雾化吸入肾上腺素迅速成为治疗哮喘的重要方法,与此同时雾化吸入阿托品也被证明对哮喘治疗有效。1951 年,盖尔范德(Gelfand)证实了吸入可的松对于哮喘治疗的有效性。

20 世纪下半叶,吸入治疗的发展取得了重要的突破,出现了许多现在仍被广泛使用的吸入装置和药物。1956 年,赖克(Riker)公司的总裁在他患有哮喘的女儿的建议下,推出了分别含有肾上腺素和异丙肾上腺素的加压定量吸入器(pressurized metered dose inhaler, pMDI),这是第一个真正便携而又有效实现药物输送的吸入器设备,在吸入器发展的历史上具有重大意义。但是 pMDI 的使用者必须协调好控制吸入器的动作和呼吸动作,于是生产商又设计了储雾罐(spacer)来辅助协调性差的患者。在这一时期,色甘酸钠、沙丁胺醇、倍氯米松、布地奈德、异丙托溴铵等新型吸入药物分别于

1967、1969、1972、1980 和 1986 年先后面世。其中第一个选择性 β_2 受体激动剂沙丁胺醇的出现是一个重大突破。

20 世纪 80 年代 pMDI 已成为慢性气道疾病吸入治疗的首选,然而 1987 年 9 月签署的《蒙特利尔议定书》呼吁停止使用 pMDI 中的氟氯化碳推进剂,于是行业内竞相开发替代装置,这促使含氢氟烷烃的 pMDI 在 1995 年左右上市以及 DPI、雾化器和其他吸入装置的进一步发展。例如,多剂量型 DPI 都保吸入器(Turbuhaler®)和囊泡型 DPI 准纳器(Diskhaler®)于 20 世纪 90 年代后期先后上市;雾化器在原本空气喷射雾化器(20 世纪 30 年代出现)和超声雾化器(20 世纪 60 年代出现)的基础上,衍变出了开放式空气喷射雾化器、呼吸增强型雾化器、振动筛孔雾化器等新型雾化器;第一代不含推进剂的吸入器——软雾吸入剂(soft mist inhaler,SMI)也于 1991 年上市。此外,新型的吸入性糖皮质激素、β_2 受体激动剂、胆碱受体拮抗剂在 20 世纪末期至 21 世纪初期相继出现。自 2000 年以来,吸入性糖皮质激素和支气管舒张剂联合吸入的治疗方法得到了认可,固定装置联合吸入两种及以上药物也逐渐被用于临床。近年来,采用共悬浮技术(Aerosphere)的新型 pMDI 引起了关注。Aerosphere 使用类似肺表面活性物质的多孔磷脂颗粒作为药物载体,可以按照处方比例吸附药物晶体,使用时释放出剂量和比例恒定的气溶胶,可以解决传统 pMDI 中输出药物成分不均的问题,提高疗效。科技的发展与应用还为吸入装置带来了附加功能,如提供用药提醒、跟踪实际使用情况、通过蓝牙功能共享治疗数据等,为提高患者的依从性和自我管理能力提供了很大的帮助。

目前,对于慢阻肺、哮喘等慢性气道疾病的控制与管理,吸入装置在便携性、安全性和有效性虽然已经取得了巨大进步,但仍有改进的空间。随着实验室研发和临床试验不断开展,必将会有更有效、便捷的药物和装置问世,吸入治疗的发展值得期待。

参考文献:

[1] 白澎,孙永昌. 吸入疗法的历史(一)[J]. 中华结核和呼吸杂志,2013,36(7):555-556.

[2] 白澎,孙永昌. 吸入疗法的历史(二)[J]. 中华结核和呼吸杂志,2013,36(11):876-877.

[3] STEIN S W, THIEL C G. The history of theraputic aerosols: A chronological review [J]. J Aerosol Med Pulm Drug DeliV, 2017,30(1):20-41.

[4] GELFAND M L. Administration of cortisone by the aerosol method in the treatment of bronchial asthma [J]. N Engl J Med, 1951,245(8):293-294.

[5] 中华医学会临床药学分会《雾化吸入疗法合理用药专家共识》编写组. 雾化吸入疗法合理用药专家共识(2019年版)[J]. 医药导报,2019,38(2):135-

146.

［6］中国医学装备协会呼吸病学专委会吸入治疗与呼吸康复学组,中国慢性阻塞性肺疾病联盟. 稳定期慢性气道疾病吸入装置规范应用中国专家共识［J］. 中华结核和呼吸杂志,2019,42(4):241-253.

（吴奕星　张　静）

第二章

常用吸入药物

第一节　概述

吸入药物直接作用于肺部,起效迅速、疗效确切、安全性好,具有全身用药不可替代的临床地位。慢性阻塞性肺疾病全球倡议(the Global Initiative for Chronic Obstructive Lung Disease,GOLD)、全球支气管哮喘防治倡议(the Global Initiative for Asthma,GINA)和我国指南均一致推荐吸入疗法作为慢阻肺和哮喘患者的一线基础治疗方法。根据作用机制不同,临床常用于慢阻肺和哮喘治疗的吸入药物可分为 β_2 受体激动剂、抗胆碱能药物、糖皮质激素和复合成分的吸入制剂。

吸入给药为局部给药方式,药物直接进入呼吸道迅速起效,不良反应以口咽部局部不良反应为主,如吸入糖皮质激素引起的声音嘶哑、咽喉疼痛,甚至口咽部假丝酵母(念珠菌)感染等。局部不良反应发生率有个体差异,另外吸入方法是否正确也密切关系到不良事件的发生。当然,虽然吸入给药全身不良反应极小,但在药物吸入过程中,口咽部残留药物可经吞咽进入胃肠道,以及吸入药物经肺吸收进入血液循环,仍有极少量药物能被全身吸收。哮喘和慢阻肺患者一般都需要长期、规律地使用吸入药物,因此吸入药物全身吸收可能产生的一些不良反应也需要引起重视。

第二节　支气管舒张剂

一、β₂ 受体激动剂

β 受体是肾上腺素受体中的一种,主要有 β₁、β₂ 和 β₃ 三种亚型。β₁ 受体主要分布于心脏,β₂ 受体主要分布于支气管平滑肌和血管平滑肌,β₃ 受体主要分布于白色及棕色脂肪组织。选择性作用于支气管平滑肌上的 β₂ 受体激动剂是常用的支气管舒张剂之一,在松弛气道平滑肌、扩张支气管的同时,不会激活心肌上 β₁ 受体而导致心动过速,对心脏的影响小。

目前常用的 β₂ 受体激动剂按作用持续时间长短分为短效 β₂ 受体激动剂(short-acting beta-2 agonist, SABA)和长效 β₂ 受体激动剂(long-acting beta-2 agonist, LABA)。按药物起效时间还可分为速效、慢效 β_2 受体激动剂（表 2-1）。

表 2-1 常用吸入性 β_2 受体激动剂药物

药物分类	药物名称	起效时间	药效持续时间	是否有单方制剂
短效 β_2 受体激动剂	沙丁胺醇	5 min 内起效	4～6 h	是
	特布他林	5 min 内起效	约 6 h	是
长效 β_2 受体激动剂	福莫特罗	3 min 内起效	12 h	是
	沙美特罗	10～20 min 起效	12 h	是
	克仑特罗	5 min 起效	4 h	是
	茚达特罗	5 min 起效	24 h	是
	维兰特罗	—	—	否
	奥达特罗	5 min 起效	24 h	是

SABA 起效迅速，是缓解哮喘急性发作症状的首选药物，常用药物有沙丁胺醇和特布他林。吸入药物后数分钟内起效，15～30 min 达峰值，疗效持续 4～6 h，按需使用。还可以用于运动性哮喘。

LABA 舒张支气管平滑肌作用持续时间为 12 h 以上，用于哮喘和慢阻肺患者长期的症状控制，药物有福莫特罗、沙美特罗、克仑特罗、茚达特罗、维兰特罗、奥达特罗。例如福莫特罗在吸入后 3 min 起效，作用持续 12 h，一日用药 2 次，与吸入性糖皮质激素联合使用，既可作为哮喘控制药，又可作为哮喘缓解药；茚达特罗吸入后，5 min 起效，药效可持续 24 h,每日只需吸入 1 次。

β_2 受体激动剂常见不良反应包括窦性心动过速、骨骼肌震颤、支气管痉挛、头痛、头晕、血钾降低、咽炎、喘息加重、神经紧张等症状,糖尿病、甲状腺功能异常、严重心血管疾病、肝肾功能不全的患者慎用。糖尿病患者需要长期使用 LABA 时,在用药初期应注意监测血糖。

(一)沙丁胺醇

(1)用于缓解哮喘或慢阻肺(可逆性气道阻塞疾病)患者的支气管痉挛,及预防运动诱发的哮喘,或其他过敏原诱发的支气管痉挛。

(2)对药物中任何活性成分或辅料有过敏史者禁用。

(3)推荐用法和用量

1)沙丁胺醇气雾剂:缓解哮喘急性发作,包括支气管痉挛时以 1 揿 100 μg 作为最小起始剂量,如有必要可增至 2 揿。对于长期治疗,最大剂量 800 μg/24 h。

2)吸入用沙丁胺醇溶液:通过雾化器间歇吸入 2.5~5.0 mg/次,稀释后每次雾化时间一般不超过 15 min,根据治疗反应重复吸入。剂量可高达 10 mg。

(4)特殊人群用药:①老年患者起始剂量应低于推荐的成人剂量。如果没有达到充分的支气管扩张作用,应逐渐增加剂量。②儿童需要时 100~

200 μg/次。可借助储雾罐对 5 岁以下婴幼儿给药。③妊娠期只有在预计母亲获益大于胎儿潜在风险时才可使用该药。④沙丁胺醇可能分泌进入母亲的乳汁，除非母亲获益大于对新生儿的潜在危险，否则不推荐哺乳期妇女使用，或者用药期间暂停哺乳。⑤肾功能损害患者需减少剂量。

（二）特布他林

（1）用于缓解支气管哮喘、慢性支气管炎、肺气肿及其他肺部疾病所合并的支气管痉挛。

（2）禁用于对硫酸特布他林或处方中任一成分过敏者。

（3）推荐用法和用量：特布他林雾化液通过雾化器给药，无须稀释。成人及 20 kg 以上儿童 5 mg/次，每日可给药 3 次。

（4）特殊人群用药：①老年患者用药同成人；②20 kg 以下儿童 2.5 mg/次，每日最多可吸入 4 次；③怀孕前 3 个月患者慎用；④可通过乳汁分泌，但乳母使用治疗剂量时，对乳儿无不良影响。

（三）福莫特罗

（1）用于治疗和预防可逆性气道阻塞。在维持治疗中，也可作为抗炎药治疗时的附加药物。

（2）对福莫特罗或吸入乳糖过敏的患者禁用。

（3）推荐用法和用量：富马酸福莫特罗粉吸入剂成人 12 μg（1 吸），每日 1～2 次。每日最多可吸

48 μg。哮喘夜间发作,可于晚间给药1次。

(4)特殊人群用药:①老年患者不需调整剂量;②目前尚无儿童使用的经验;③关于孕妇使用的临床经验有限,除特殊情况外应慎用,特别是怀孕的前3个月和分娩前;④福莫特罗是否经母乳分泌尚不清楚,哺乳期妇女应谨慎使用;⑤尚无肝肾功能损害患者使用的足够数据;严重肝硬化患者可增加药物暴露量。

(四)克仑特罗

(1)用于缓解支气管哮喘以及慢性喘息型支气管炎所致的支气管痉挛。

(2)对克仑特罗及其他肾上腺素能受体激动剂过敏者禁用,对乳糖过敏者禁用。

(3)推荐用法和用量:克仑特罗吸入粉雾剂采用吸入给药,一般作为临时用药,有哮喘发作预兆或哮喘发作时使用。20 μg/次,每日3次,每次给药间隔不得少于4 h。

(4)特殊人群用药:①老年人、儿童、妊娠妇女及哺乳期妇女用药安全性和有效性尚不明确;②肝肾功能不全患者慎用。

(五)茚达特罗

(1)适用于成人慢阻肺患者的维持治疗。

(2)对茚达特罗或其他辅料有过敏史的患者禁用。不适用于哮喘的治疗。

(3)推荐用法和用量:茚达特罗吸入粉雾剂仅

用于吸入给药。150 μg/次,每日 1 次。

(4)特殊人群用药:①老年患者无须调整剂量;②尚无儿童(<18 岁)使用茚达特罗的资料;③妊娠妇女仅在预期收益明显大于潜在风险时使用;④不推荐乳母使用;⑤轻中度肝功能损害患者无须调整剂量;肾功能损害患者无须调整剂量。

二、抗胆碱能药物

乙酰胆碱(acetylcholine,ACh)是胆碱能神经末梢的内源性神经递质,其主要生理功能有舒张血管、收缩平滑肌、促进腺体分泌等。能与 ACh 特异性结合的受体称为胆碱能受体,分为毒蕈碱型胆碱受体(muscarinic receptor,即 M 型受体)和烟碱型受体(nicotinic receptor,即 N 型受体)。现有的抗胆碱能药主要作用于 M 型受体,对 N 型受体不会产生显著影响。M 型受体主要存在于受节后副交感神经支配的自主效应器细胞上,至少 5 种亚型,其中至少有 3 种在肺部表达。M_1 受体存在于支气管周围神经节细胞上,节前神经于此处将信号传输至节后神经;M_2 受体存在于节后神经上;M_3 受体存在于平滑肌上。M_1 和 M_3 受体激活,可刺激气管支气管腺体分泌,引起支气管收缩。M_2 受体激活会限制 ACh 的进一步产生,抑制副交感神经介导的支气管收缩。因此,理想的抗胆碱能药应该选择性

抑制 M_1 和 M_3 受体,而不抑制 M_2 受体。

目前常用的吸入性抗胆碱能药物按作用持续时间长短分为短效 M 型胆碱受体拮抗剂(short-acting antimuscarinic antagonist,SAMA)和长效 M 型胆碱受体拮抗剂(long-acting antimuscarinic antagonist,LAMA)(表 2-2)。

表 2-2　常用吸入性 M 型胆碱能受体拮抗剂

药物分类	药物名称	起效时间	药效持续时间	是否有单方制剂
短效 M 胆碱受体拮抗剂	异丙托溴铵	$10\sim15$ min 起效	$6\sim8$ h	是
长效 M 胆碱受体拮抗剂	噻托溴铵	$5\sim7$ min 达峰	24 h	是
	格隆溴铵	5 min 达峰	24 h	是
	乌美溴铵	$5\sim15$ min 达峰	24 h	是

异丙托溴铵可阻断 M 胆碱受体,是最常用的 SAMA,有 pMDI 和 0.02% 雾化溶液两种剂型。吸入后,起效时间比沙丁胺醇慢,约 $10\sim15$ min 起效,可持续 $6\sim8$ h,每日用药 $3\sim4$ 次。慢阻肺患者为达到支气管扩张作用,当规律吸入 β_2 受体激动剂的剂量较大时可导致明显的肌肉震颤,同时可能伴发肺血管舒张,这可使通气-灌注比例失调,并轻微降低动脉氧分压。异丙托溴铵的不良反应相对较小,因此成为慢阻肺患者门诊的优选支气管舒张剂,

长期吸入可改善慢阻肺患者的健康状况。健康人吸入异丙托溴铵能有效防护吸入性刺激物（如二氧化硫、臭氧、雾化柠檬酸或香烟烟雾）所致的支气管收缩。

常用的 LAMA 有噻托溴铵、格隆溴铵和乌美溴铵。噻托溴铵能与所有 M 胆碱受体结合，但它会与 M_2 受体很快分离，而不影响对 M_1 和 M_3 受体的抑制作用，因此对 M_3 和 M_1 受体具有相对选择性。作用持续时间长达 24 h 以上，每日用药 1 次，但不能用于紧急扩张支气管。长期使用可增加深吸气量，减低呼吸末肺容积，进而改善呼吸困难，提高运动耐力和生命质量，也可减少急性加重频率，但不会减缓一秒末用力呼气容积（forced expiratory volume in one second，FEV_1）下降的速率。

M 胆碱受体拮抗剂常见不良反应包括口干、视力模糊、尿潴留、头痛、头晕等。良性前列腺增生或有下尿路症状的患者发生急性尿潴留的风险增加。雾化的异丙托溴铵可能进入眼睛，导致闭角型青光眼患者急性发作的风险增加。尽管异丙托溴铵和噻托溴铵对心率和血压的影响极小，但它们对慢阻肺患者是否有不良心血管影响的争议依然存在，药物使用时应适当权衡其风险与已知益处。

（一）异丙托溴铵

（1）适用于预防和治疗与慢阻肺相关的呼吸困

难:慢性支气管炎伴或不伴肺气肿;轻到中度支气管哮喘。

(2) 对阿托品及其衍生物及对吸入剂中任何其他成份过敏的患者禁用。

(3) 推荐用法和用量

1) 异丙托溴铵气雾剂:20～40 μg/次,每日 3～4 次。每日总剂量不超过 240 μg。

2) 吸入用异丙托溴铵溶液:①维持治疗时,500 μg/次,每日 3～4 次;②急性发作治疗时,500 μg/次,给药间隔可由医生决定。每日剂量建议不超过 2 mg。

(4) 特殊人群用药:老年患者同成人推荐用法用量。

(二) 噻托溴铵

(1) 适用于慢阻肺的维持治疗,包括慢性支气管炎和肺气肿,伴随性呼吸困难的维持治疗及急性发作的预防。

(2) 对噻托溴铵、阿托品或其衍生物,如异丙托溴铵或氧托溴铵,或对含有牛乳蛋白的赋形剂——水乳糖过敏的患者禁用。

(3) 推荐用法和用量

1) 噻托溴铵吸入粉雾剂:吸入给药,18 μg/次,每日 1 次。

2) 噻托溴铵吸入喷雾剂:吸入给药,5 μg/次,每日 1 次。

（4）特殊人群用药：①老年人无须调整剂量；②年龄<18岁患者，不推荐使用；③不宜用于妊娠期、哺乳期妇女；④肝肾功能不全患者无须调整剂量，但肌酐清除率≤50 ml/min者用药须密切监测抗胆碱能不良反应。

（三）格隆溴铵

（1）本品适用于成人慢阻肺（包括慢性支气管炎和肺气肿）患者维持性支气管扩张治疗以缓解症状。

（2）对活性成分、乳糖或者任何其他辅料有过敏反应者禁用；不适用于支气管痉挛急性发作的初始治疗。

（3）推荐用法和用量：格隆溴铵吸入粉雾剂采用吸入给药，50 μg/次，每日1次。推荐在每日相同的时间吸入本品，不可在同一日用药两次。

（4）特殊人群用药：①老年患者（75岁及以上）可按推荐剂量使用；②尚无在儿科人群（18岁以下）中的相关应用经验；③只有在患者预期获益超过对胎儿的潜在风险时才可在妊娠期间应用；④只有在患者预期获益超过对婴儿的任何潜在风险时，才可考虑哺乳期妇女应用；⑤在轻度和中度肾功能损害［估计肾小球滤过率（eGFR）≥30 ml/(min·1.73 m²)］的慢阻肺患者中，可以使用推荐剂量。在重度肾功能损害患者［eGFR<30 ml/(min·1.73 m²)，包括需要透析的终末期肾病患者］中，只

有在预期受益超过潜在风险时才应用。

（四）乌美溴铵

（1）适用于慢阻肺患者的维持治疗。

（2）对活性成分或任一辅料过敏的患者禁用。严重乳蛋白过敏的患者禁用。

（3）推荐用法和用量：乌美溴铵吸入粉雾剂采用吸入给药，62.5 μg/次，每日 1 次。每日最大剂量为 62.5 μg。

（4）特殊人群用药：①年龄超过 65 岁的患者无须调整剂量；②针对慢阻肺适应证，尚无小于 18 岁人群中的相关使用情况；③药物对母亲的预期获益超过对胎儿的潜在风险时，才可以在妊娠期间使用；④哺乳期妇女用药时应暂停哺乳；⑤肾功能不全患者无须调整剂量；轻度或中度肝功能不全患者无须调整剂量；重度肝功能不全患者应慎用。

第三节　糖皮质激素

糖皮质激素是最有效的控制哮喘气道炎症反应的药物，它通过对炎症反应所必须的细胞和因子产生影响而发挥抗炎症反应作用，控制气道炎症，降低气道高反应性，从而减少气道痉挛发作的频率和程度。吸入用糖皮质激素（inhaled corticosteroid，ICS）相比全身糖皮质激素，长期使用所致的全身不良反应更小，且局部疗效明确。ICS可迅速直接到达炎症部位，直接抑制与哮喘有关的炎症细胞，降低炎症细胞释放炎症介质，能有效控制哮喘症状和改善肺功能，减轻黏膜水肿，抑制气道黏膜腺体过度分泌，增加黏液的清除，减轻气道对非特异性刺激的高反应性。

不同的ICS依赖于不同的药理特性，其生物利用度、分布容积、肺部沉积率、血浆蛋白结合、清除率和半衰期等指标的差异对于支气管哮喘急性期治疗的有效性和安全性具有十分重要的临床意义。影响ICS肺内沉积率的因素包括剂型、颗粒大小、配方、吸入技术等。ICS经吸入后，大部分停留于口咽部，仅有小部分沉积于肺内。沉积在口咽部的药物经吞咽进入胃肠道从而被吸收，经肝脏首过代谢后进入血循环。对于肝脏首过代谢率较低的，其口咽部沉积量是潜在全身性不良反应的决定因素；而对于肝脏首过代谢率较高的，其全身性不良反应取决于经过终末肺组织进入血液循环的量。因此理想的ICS应具有表观分布容积小、首过效应代谢率高、半衰期短、生物利用度低等特性。

ICS常见的不良反应包括声音嘶哑、念珠菌感染、咽部刺激和咳嗽。应告知患者掌握正确的吸入方法，吸入后深漱口减轻念珠菌感染风险。ICS对下丘脑－垂体－肾上腺（hypothalamil-pituitary-adrenal，HPA)轴的影响呈剂量依赖性。因此为了减少全身不良反应，一方面应吸入能控制疾病的最低有效剂量，另一方面建议气雾剂装置配备大容量的储雾罐，减少 ICS 的口咽部沉积。当然，正确的吸入方法还包括及时地漱口，这都是极为重要的。

常用的药物有丙酸倍氯米松、氟替卡松、布地奈德、环索奈德等(其不同年龄段用量见表 2 - 3、2 - 4)。

表 2 - 3 常用 ICS 的每日剂量(单位:μg)

药物种类	低剂量		中剂量		高剂量	
	<12岁	≥12岁	<12岁	≥12岁	<12岁	≥12岁
二丙酸倍氯米松 HFA(普通颗粒)	100~200	200~500	>200~400	>500~1 000	>400	>1 000
二丙酸倍氯米松 HFA(超细颗粒)	50~100	100~200	>100~200	>200~400	>200	>400
布地奈德 DPI	100~200	200~400	>200~400	>400~800	>400	>800
环索奈德 HFA	80	80~160	>80~160	>160~320	>160	>320
糠酸氟替卡松 DPI	50	100	50	100	—	200
丙酸氟替卡松 DPI	50~200	100~250	>100~200	>250~500	>200	>500
丙酸氟替卡松 HFA	100~200	100~250	>200~500	>250~500	>500	>500
糠酸莫米松 HFA	100	200~400	100	200~400	200	>400
布地奈德混悬液	250~500	—	>500~1 000	—	>1 000	—

注:此剂量非各药物间的等效剂量,但具有一定的临床可比性。绝大多数患儿对低剂量 ICS 治疗有效;HFA:氢氟烷。

表 2-4　年龄＜6 岁儿童 ICS 每日低剂量(单位:µg)

药物种类	低剂量 1	低剂量 2
二丙酸倍氯米松 HFA（普通颗粒）	100	100(≥5 岁)
二丙酸倍氯米松 HFA（超细颗粒）	—	50(≥5 岁)
布地奈德 pMDI＋储雾罐	200	—
布地奈德混悬液	500	500(≥1 岁)
丙酸氟替卡松 HFA	100	50(≥4 岁)

注:低剂量 1 为《儿童支气管哮喘诊断与防治指南(2016 年)》推荐剂量;低剂量 2 为 2020 *Global Initiative for Asthma* 推荐剂量;此剂量为相对安全剂量。

（一）倍氯米松

（1）适用于支气管哮喘的治疗,以控制气道炎症。

（2）对本品任何活性成分或辅料有过敏史者禁用。

（3）推荐用法和用量

1）丙酸倍氯米松气雾剂:5 岁以上哮喘患者根据严重程度选择适宜剂量,50～400 µg/次,每日 2 次。

2）吸入用丙酸倍氯米松混悬液:①成人经雾化器给药,0.8 mg/次,每日 1～2 次;②儿童经雾化器给药,0.4 mg/次,每日 1～2 次。

（4）特殊人群用药:①妊娠期前 3 个月内不宜使用本品,只有在预计母亲获益大于胎儿潜在风险时才可使用该药;②除非母亲获益大于对新生儿的潜在危险,否则不推荐哺乳期妇女使用,或者用药期间暂停哺乳。

(二) 氟替卡松

(1) 适用于支气管哮喘的治疗,以控制气道炎症。

(2) 对本品任何活性成分或辅料有过敏史者禁用。

(3) 推荐用法和用量(丙酸氟替卡松吸入气雾剂):①成人及 16 岁以上儿童 100～1 000 μg/次,每日 2 次;②1 岁以上儿童 50～100 μg/次,每日 2 次。

(4) 特殊人群用药:①妊娠期预计母亲获益大于胎儿潜在风险时才可使用该药;②除非母亲获益大于对新生儿的潜在危险,否则不推荐哺乳期妇女使用,或者用药期间暂停哺乳。

(三) 布地奈德

(1) 适用于支气管哮喘的治疗,以控制气道炎症。

(2) 对本品任何活性成分或辅料有过敏史者禁用。

(3) 推荐用法和用量

1) 布地奈德吸入粉雾剂:①12 岁以上青少年和成人每日剂量 200～1 600 μg。轻度哮喘的患者,200～400 μg/次,每日 1～2 次;中度和重度哮喘的患者,日剂量可增加至 1 600 μg。②6～12 岁儿童

200～400 μg/次,每日 1～2 次。

2）吸入用布地奈德混悬液：①起始剂量、严重哮喘期或减少口服糖皮质激素时的剂量为成人 1～2 mg/次,每日 2 次；儿童 0.5～1.0 mg/次,每日 2 次；②维持剂量为成人 0.5～1.0 mg/次,每日 2 次；儿童 0.25～0.50 mg/次,每日 2 次。

（4）特殊人群用药：①妊娠分级为 B 级,妊娠期使用造成胎儿伤害的可能性小,仅在确实必要时使用吸入用布地奈德；②哺乳期药物分级为 L1 级,哺乳期使用布地奈德吸入剂对乳儿是相对安全的。使用吸入用布地奈德仍应权衡母乳喂养对母亲和乳儿的收益与乳儿暴露于微量布地奈德中的潜在风险。

（四）环索奈德

（1）适用于 12 周岁及以上青少年和成人支气管哮喘的治疗,以控制气道炎症。

（2）对本品任何活性成分或辅料有过敏史者禁用。

（3）推荐用法和用量（环索奈德气雾剂）：推荐起始剂量为 200 μg/日,维持剂量可减至 100 μg/日。

（4）特殊人群用药：①妊娠期不应使用环索奈德,只有在预计母亲获益大于胎儿潜在风险时才可使用该药；②除非母亲获益大于对新生儿的潜在危险,否则不推荐哺乳期妇女使用,或者用药期间暂停哺乳。

第四节 复合吸入制剂

目前常采用复合吸入制剂,包括两联、三联等,其药物通过特定的吸入装置联合吸入。常用的复合吸入制剂有 SAMA + SABA、ICS + LABA、LAMA+LABA、ICS+LAMA+LABA。常见的吸入装置包括定量压力气雾剂(pMDI)、吸入粉雾剂(DPI)、吸入软雾剂(SMI)以及小容量雾化器(SVN)等。

SAMA+SABA:吸入性抗胆碱药物具有一定的支气管舒张作用,但较 β_2 受体激动剂弱,起效也较慢。与 β_2 受体激动剂联合应用具有互补作用,联用时疗效优于单一给药,且未增加不良事件。哮喘急性发作时,SAMA 雾化吸入治疗不作为首选,仅在 SABA 单药治疗效果不佳时,再考虑联合使用 SAMA 雾化吸入治疗。

ICS+LABA:目前较多应用 ICS 和 LABA 联合治疗,因两者具有协同的抗炎和平喘作用,在控制哮喘症状、改善肺功能方面优于加量单用 ICS,可增加患者的依从性、减少大剂量 ICS 的不良反应。ICS 能有效控制气道炎症,LABA 能快速持久解除支气管痉挛;LABA 可以增强 ICS 在抑制炎症方面的作用,而 ICS 可以增加 β_2 受体表达,并预防因长期使用 LABA 而产生的受体下调。两者联合有效改善气道炎症和气道平滑肌功能不全。适合于中重度持续哮喘患者的长期治疗;也能够显著减少慢阻肺急性加重(AECOPD)的次数,推荐对于中至极重度的稳定期慢阻肺患者使用以预防AECOPD。

LAMA+LABA:两类药物作用于不同的受体,作用机制和强度各不相同。LAMA主要作用于副交感神经,晚上活动占优势;而LABA主要作用于交感神经,白天活动占优势。交感神经和副交感神经的支气管扩张作用旁路相互独立。因此,两者的联合使得神经支配的支气管扩张作用旁路相互独立又互补。β_2受体激动剂有效扩张各级气道,具有多重作用;抗胆碱能药物则主要松弛大气道。两者之间可能存在阻断M胆碱受体可增强β_2受体活化的相互作用,因此联合使用具有协同作用,可提高疗效,能有效舒张气道平滑肌,预防支气管痉挛,是临床缓解AECOPD的常用药物。

一、SAMA+SABA

(一)复方异丙托溴铵

(1)适用于需要多种支气管舒张剂联合应用的患者,治疗气道阻塞性疾病有关的可逆性支气管痉挛。

(2)禁用于肥厚型梗阻性心肌病、快速性心律失常患者。禁用于已知对阿托品或其衍生物,或对本品任何其他成分过敏的患者。

（3）推荐用法用量（复方异丙托溴铵溶液）：在成人和 12 岁以上青少年急性发作期，大部分情况 2.5 ml 即可缓解症状；若情况严重可增加至 5 ml，并及时就医。维持治疗则 2.5 ml/次，每日 3～4 次。

（4）特殊人群用药：①妊娠前 3 个月应避免使用异丙托溴铵，只有在预计母亲获益大于胎儿潜在风险时才可使用该药；②除非母亲获益大于对新生儿的潜在危险，否则不推荐哺乳期妇女使用，或者用药期间暂停哺乳。

二、ICS＋LABA

ICS＋LABA 联合治疗相比单用 ICS 的优势在于：①更显著地改善肺功能；②更显著地改善生活质量；③更显著地减少急性发作；④症状控制更理想。

代表药物：布地奈德-福莫特罗、沙美特罗-氟替卡松、糠酸氟替卡松-维兰特罗、倍氯米松-福莫特罗。

（一）布地奈德-福莫特罗吸入粉雾剂

（1）适用于哮喘患者的治疗和慢阻肺患者的维持治疗。

（2）禁用于对布地奈德、福莫特罗或吸入乳糖（含少量牛乳蛋白）有过敏反应的患者。

（3）推荐用法和用量

1）哮喘维持治疗

A. 规格 80 μg/4.5 μg：6～11 岁儿童 2 吸/次，每日 2 次。

B. 规格 160 μg/4.5 μg：成人 1～2 吸/次，每日 2 次；最高可达 4 吸/次，每日 2 次。12～17 岁青少年 1～2 吸/次，每日 2 次。

C. 规格 320 μg/9 μg：成人 1 吸/次，每日 2 次；最高可达 2 吸/次，每日 2 次。12～17 岁青少年 1 吸/次，每日 2 次。

2）慢阻肺治疗：成人（320 μg/9 μg）/次，每日 2 次。

（4）特殊人群用药：①妊娠期只有在预计母亲获益大于胎儿潜在风险时才可使用该药；②除非母亲获益大于对新生儿的潜在危险，否则不推荐哺乳期妇女使用，或者用药期间暂停哺乳。

（二）沙美特罗-氟替卡松吸入粉雾剂

（1）适用于 4 岁及以上哮喘患者的治疗和慢阻肺患者的维持治疗。

（2）对本品或乳糖及牛乳有过敏反应的患者禁用。本品 50 μg/100 μg 规格不适用于患有严重哮喘的成人或儿童。

（3）推荐用法和用量

1）哮喘维持治疗：①规格（50 μg/100 μg，50 μg/250 μg），4 岁以上儿童、青少年及成人 1 吸/次，每日 2 次；②规格（50 μg/500 μg），12 岁以上青少年及成人 1 吸/次,每日 2 次。

2)慢阻肺治疗:成人(50 μg/500 μg)/次,每日 2 次。

(4)特殊人群用药:①妊娠期只有在预计母亲获益大于胎儿潜在风险时才可使用该药;②除非母亲获益大于对新生儿的潜在危险,否则不推荐哺乳期妇女使用,或者用药期间暂停哺乳。

(三)糠酸氟替卡松-维兰特罗吸入粉雾剂

(1)适用于成人哮喘患者的维持治疗和慢阻肺患者的维持治疗。

(2)禁用于对本品或乳糖及牛乳有过敏反应的患者;禁用于哮喘持续状态或其他需要强化措施的慢阻肺或哮喘急性发作的初步治疗。

(3)糠酸氟替卡松-维兰特罗吸入粉雾剂推荐用法和用量(规格 100 μg/25 μg、200 μg/25 μg):①成人哮喘治疗 1 吸/次,每日 1 次;最大推荐剂量可增至 200 μg/25 μg,每日 1 次;②成人慢阻肺治疗 1 吸(100 μg/25 μg)/次,每日 1 次。

(4)特殊人群用药:①妊娠期只有在预计母亲获益大于胎儿潜在风险时才可使用该药;②除非母亲获益大于对新生儿的潜在危险,否则不推荐哺乳期妇女使用,或者用药期间暂停哺乳;③肝功能不全患者应谨慎使用本品;中/重度肝功能不全者,每日剂量应为 100 μg/25 μg,并注意监测相关不良反应。

（四）倍氯米松-福莫特罗吸入气雾剂

（1）适用于哮喘规律治疗。

（2）对本品或任何辅料有过敏反应的患者禁用。不推荐用于哮喘急性发作的治疗。

（3）推荐用法用量：18 岁及以上成人哮喘，规格 $100\,\mu g/6\,\mu g$，1～2 吸/次，每日 2 次；每日最大剂量为 4 吸。

（4）特殊人群用药：①不推荐 18 岁以下青少年使用；②妊娠及哺乳期妇女禁用。

三、LAMA＋LABA

LABA 联合 LAMA，比单用 LABA 或 LAMA 对 FEV_1 有更大的益处，与单药治疗相比，LAMA＋LABA 能够显著改善慢阻肺患者 FEV_1 和呼吸困难症状，减少急性加重。

代表药物：噻托溴铵-奥达特罗、茚达特罗-格隆溴铵、乌美溴铵-维兰特罗、格隆溴铵-福莫特罗。

（一）噻托溴铵-奥达特罗吸入喷雾剂

（1）适用于慢阻肺患者的长期维持治疗。

（2）对本品或任何辅料有过敏反应的、对阿托品或其衍生物有过敏史者、未使用长期控制药物的哮喘患者禁用。

（3）推荐用法和用量（规格 $2.5\,\mu g/2.5\,\mu g$）：18 岁及以上成人 2 吸/次，每日 1 次；不建议超过推荐剂量。

（4）特殊人群用药：①奥达特罗可抑制分娩，妊娠期间应避免使用；②除非母亲获益大于对新生儿的潜在危险，否则不推荐哺乳期妇女使用，或者用药期间暂停哺乳；③轻、中度肝肾功能不全者不必调整剂量；中、重度肾功能不全者，使用时密切监测肾功能。

（二）茚达特罗-格隆溴铵吸入粉雾剂

（1）适用于慢阻肺患者的长期维持治疗。

（2）对本品或任何辅料有过敏反应的患者禁用。

（3）推荐用法用量（规格 110 μg/50 μg）：18 岁及以上成人 1 吸/次，每日 1 次；不建议超过推荐剂量。

（4）特殊人群用药：①茚达特罗可抑制分娩，妊娠期只有在预计母亲获益大于胎儿潜在风险时才可使用该药；②除非母亲获益大于对新生儿的潜在危险，否则不推荐哺乳期妇女使用，或者用药期间暂停哺乳；③重度肾功能不全者或需要透析的终末期肾病患者仅在预期收益大于潜在风险时使用本品。

（三）乌美溴铵-维兰特罗吸入粉雾剂

（1）适用于慢阻肺患者的长期维持治疗。

（2）对本品或任何辅料有过敏反应的患者禁用；严重乳蛋白过敏的患者禁用。

（3）推荐用法和用量（规格 62.5 μg/25 μg）：成人 1 吸/次，每日 1 次；不建议超过推荐剂量。

（4）特殊人群用药：①不推荐在妊娠期使用，只有在预计母亲获益大于胎儿潜在风险时才可使用该药；②除非母亲获益大于对新生儿的潜在危险，否则不推荐哺乳期妇女使用，或者用药期间暂停哺乳。

（四）格隆溴铵-福莫特罗吸入气雾剂

（1）适用于慢阻肺患者的长期维持治疗。

（2）对本品或任何辅料有过敏反应的患者禁用；未使用吸入型糖皮质激素的哮喘患者禁用。

（3）推荐用法用量（规格 7.25 μg/5 μg）：18 岁及以上成人 2 吸/次，每日 2 次；不建议超过推荐剂量。

（4）特殊人群用药：①妊娠期只有在预计母亲获益大于胎儿潜在风险时才可使用该药；②除非母亲获益大于对新生儿的潜在危险，否则不推荐哺乳期妇女使用，或者用药期间暂停哺乳；③肝功能不全患者在使用药物期间应密切监测肝功能；④重度肾功能不全者或需要透析的终末期肾病患者仅在预期收益大于潜在风险时使用本品。

四、ICS＋LABA＋LAMA

ICS＋LABA＋LAMA 三联吸入治疗较 ICS＋LABA、LABA＋LAMA 及 LAMA 单药能够更好地改善患者的肺功能、临床症状及健康相关生活质量，并进一步降低急性加重风险且不增加严重不良心血管事件的真实风险。

代表药物:布地奈德-格隆溴铵-福莫特罗、氟替卡松-乌美溴铵-维兰特罗。

(一)布地格福吸入气雾剂(布地奈德-格隆溴铵-福莫特罗)

(1)适用于慢阻肺患者的长期维持治疗。

(2)对本品或任何辅料有过敏反应的患者禁用。

(3)推荐用法和用量(规格 160 μg/7.2 μg/4.8 μg):18 岁及以上成人 2 吸/次,每日 2 次;不建议超过推荐剂量。

(4)特殊人群用药:①对于妊娠患者,只有在预计母亲获益大于胎儿潜在风险时才可使用该药;②除非母亲获益大于对新生儿的潜在危险,否则不推荐哺乳期妇女使用,或者用药期间暂停哺乳;③轻、中度肝肾功能不全者无须调整剂量;重度肝肾功能不全者仅在预期收益大于潜在风险时使用本品。

(二)氟替美维吸入粉雾剂(氟替卡松-乌美溴铵-维兰特罗)

(1)适用于慢阻肺患者的长期维持治疗。

(2)对本品或任何辅料有过敏反应的患者禁用;对乳蛋白重度过敏者禁用。

(3)推荐用法和用量(规格 100 μg/62.5 μg/25 μg):18 岁及以上成人 1 吸/次,每日 1 次;不建议超过推荐剂量。

（4）特殊人群用药：①对于妊娠患者，只有在预计母亲获益大于胎儿潜在风险时才可使用该药；②除非母亲获益大于对新生儿的潜在危险，否则不推荐哺乳期妇女使用，或者用药期间暂停哺乳；③中、重度肝功能不全者应慎用本品。

参考文献：

［1］Global Initiative for Chronic Obstructive Lung Disease. Global strategy for the diagnosis, management and prevention of chronic obstructive pulmonary disease 2020 report［EB/OL］.［2022 - 04 - 12］. https://goldcopd. org/gold-reports/.

［2］中华医学会呼吸病学分会慢性阻塞性肺疾病学组，中国医师协会呼吸医师分会慢性阻塞性肺疾病工作委员会.慢性阻塞性肺疾病诊治指南（2021 年修订版）[J].中华结核和呼吸杂志,2021,44(3):170 - 205.

［3］中华医学会,中华医学会临床药学分会,中华医学会杂志社,等.慢性阻塞性肺疾病基层合理用药指南[J].中华全科医师杂志,2020,19(8):676 - 688.

［4］中华医学会呼吸病学分会哮喘学组.支气管哮喘防治指南（2020 年版）[J].中华结核和呼吸杂志,2020,43(12):1023 - 1048.

［5］中华医学会儿科学分会呼吸学组.儿童支气管哮喘诊断与防治指南 2016 年版[J].中华儿科杂志.2016,54(3):167 - 181.

［6］BATEMAN E D , HURD S S, PIZZICHINI E, et al. Global Strategy for Asthma Management and Prevention, 2020［EB/OL］.［2022 - 04 - 12］.

https://ginasthma. org/wp-content/uploads/2016/01/GINA_Report_2015_Aug11-1. pdf.

［7］中华医学会呼吸病学分会哮喘学组. 支气管哮喘急性发作评估及处理中国专家共识［J］. 中华内科杂志,2018,1(57):4 – 14.

［8］胡雁. 药物与母乳喂养［M］. 12 版. 北京:人民卫生出版社,2007.

［9］FÄLT A, BENGTSSON T, KENNEDY B M, et al. Exposure of infants to budesonide through breast milk of asthmatic mothers ［J］. J Allergy Clin Immunol,2007,120(4):798 – 802.

［10］HALE, WRIGHT T, ROWE, et al. Medications and mothers milk ［M］. 17th edt. New York: Springer Publishing Company,2017.

（张捷青　金知萍　张蓉蓉）

第三章

>>>>

常用吸入装置

第一节　概述

吸入药物已经成为治疗慢性气道疾病最常用的治疗方法之一,特别是对哮喘和慢阻肺,吸入给药是主要的给药方式。吸入装置种类较多,各有特点,不同装置用法有所不同,掌握吸入装置的特点及其正确使用方法是保证药物疗效的关键环节。

吸入装置最早的记录来源于公元前 460—前 377 年的古希腊,彼时希波克拉底就曾采用一种壶形装置,将药物放入其中加热产生气雾。最早公开发表吸入装置的设计图见于 1654 年英国医生克里斯托夫·本内特(Christopher Bennet)。1951 年异丙肾上腺素气雾剂开始了商业化应用。随后,新剂型和新装置不断涌现,如 1967 年色甘酸钠使用一个小推进器产生湍流的吸入剂开始使用,1969 年"沙丁胺醇气雾剂"上市,并很快成为全球处方量最大的支气管舒张剂，1977 年旋转式吸入器（Rotahaler）上市，后续都保、准纳器以及吸入软雾剂等研制成功并广泛用于临床，带动吸入装置进入新的发展阶段。

第二节 常用吸入装置分类及特点

一、定量压力气雾剂(pMDI)

1. 定义 pMDI 是将药物通过抛射剂运送到人体呼吸道或肺部发挥治疗作用的一种剂型。由药物、药用辅料、抛射剂、耐压容器和阀门系统组成。通过揿压阀门，药物和抛射剂便以气溶胶形式喷出。临床常用吸入气雾剂主要分为混悬型气雾剂(如沙丁胺醇吸入气雾剂、氟替卡松吸入气雾剂等)和溶液型气雾剂(如倍氯米松-福莫特罗吸入气雾剂等)，近期上市的混悬型 pMDI 运用 Aerosphere™ 共悬浮递送技术，在很大程度上解决了药物剂量和成分递送不稳定的问题，促进 pMDI 药物在肺部的有效沉积。pMDI 具有体积小、可随身携带、使用方便、起效迅速、全身不良反应小、价格较低及对吸气流速要求低等优点，在临床上被广泛使用。

2. 装置特点 pMDI 主要配件为耐压容器、定量阀门和喷头(或口含器),其中耐压容器用于灌装配方药物,定量阀门用于确保喷射剂量稳定,喷头(或口含器)用于输送药物气溶胶(图3-1)。

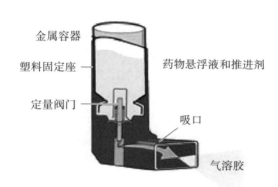

金属容器
塑料固定座
定量阀门
药物悬浮液和推进剂
吸口
气溶胶

图3-1 pMDI装置示意图

pMDI内容物包括配方药物、药物辅料和抛射剂。其中抛射剂是形成和释放药物气溶胶的动力,很长一段时间主要使用氯氟烃类抛射剂(chlorofluorocarbon,CFC,俗称氟利昂),现已完成全球范围的淘汰和替代工作,目前主要替代品种为氢氟烷烃(HFA)类抛射剂。pMDI喷射出来的气溶胶直径较大、气流速度较快,随着喷射距离的增加,表面活性剂和抛射剂挥发使气溶胶直径减小,气流速度降低,气溶胶在口腔内的撞击沉降减少。

(1)气溶胶大小:是决定药物肺内分布、吸入治疗效果的主要因素之一。气溶胶大小并不是指微粒的物理直径大小,通常用质量中值空气动力学直径(mass median aerodynamic diameter,MMAD)来表示。如由空气动力学直径大小不一样的颗粒组成的气溶胶样品中,小于和等于某一空气动力学直径(如 5 μm)的颗粒占气溶胶样品总质量或总重量50%时,该气溶胶颗粒空气动力学直径即为此气溶胶样品的 MMAD。而气溶胶空气动力学直径(aerodynamic equivalent diameter,AD)并非简单的微粒物理直径,而跟微粒的物理粒径、晶型、外形、密度等因素相关。MMAD>10 μm 的气溶胶由于惯性碰撞通常在上呼吸道或鼻咽部过滤;MMAD为 5~10 μm 的气溶胶可到达下呼吸道近端;而 1~5 μm 的气溶胶则经气道传输至周围小气道及肺泡;MMAD<1 μm 的气溶胶则通过布朗运动弥散至气管壁或肺泡后沉积,但其中大部分会随呼出气呼出。肺内沉积的气溶胶大小最佳范围为 1~5 μm。共悬浮技术 pMDI 装置释放的气溶胶有 61%~69%为微细颗粒(<5 μm),而传统 pMDI 仅为 26%~44%。

(2)气溶胶运行速度:与 DPI 相比,主动喷雾的pMDI 不需较大吸气流速,能够大大降低肺功能极差患者吸入的难度,但是气溶胶运行速度过快会导致大量药物颗粒沉积在咽喉及气管分支处,增加口咽部的沉积率。因此,对于主动喷雾的装置来说,较低的气溶胶运行速度有助于减少药物在口咽部的沉积。传统 pMDI 的气溶胶运行速度为 5.1~

8.4 m/s。pMDI 可配合使用储雾罐以降低气溶胶运行的速度。

（3）气溶胶输出持续时间：pMDI 在患者按压后释放出供吸入的药物喷雾，要求患者需手口协调一致操作才能较好地吸入这些喷雾。pMDI 气溶胶持续时间一般＜0.4 s。按压装置喷出喷雾时若处于吸气早中期阶段，则吸入小气道的比例较高，药物利用率高，若处于吸气晚期则吸入的气溶胶会在随后的呼气中被排出，药物利用率低。pMDI 喷雾时间较短，装置喷出喷雾时很难正好处于吸气的早中期，无效吸入情况较多，对患者手口协调的要求较高，缓慢深长吸气有助于提高药物的吸入效率。

（4）装置内部阻力：指患者在吸入药粉时，吸入装置施加的额外阻力。pMDI 内部阻力很低，对患者吸气流速的影响小，且与药物的气溶胶特性无关。为达到 pMDI 比较理想的吸气流速（如 20～60 L/min），患者无须用力，只需轻轻地吸入即可。

3. 装置分类

（1）传统 pMDI：传统 pMDl 分为溶液型和混悬型两类。溶液型 pMDI 所含药物均匀分散，吸入前无须混匀的步骤，输出药物剂量及成分比例较恒定，但由于受药物溶解度等影响，应用不广。混悬型 pMDI 不受药物溶解度影响，不需溶剂，应用更加广泛；其缺点是含两种及以上药物的混悬型pMDI 由于各成分密度、粒径不一，在使用时可因每次振摇次数、强度、持续时间不同导致每次喷出的各种药物比例不够恒定。在吸入动作正确的前提下,传统的 pMDI 肺部沉积率一般在 $10\%\sim20\%$,绝大部分沉积在口腔和咽喉部位。

配合储雾罐使用有助于更好地发挥 pMDI 给药的效果。储物罐可降低 pMDI 装置对患者操作技能的要求,便于手口协调性差的患者使用。储雾罐包括腔体状储雾罐、单向阀储雾罐(valved holding chamber,VHC),其中腔体状储雾罐的肺内沉积量较高。储雾罐的优点有:①避免因患者手口协调不佳而影响药物气溶胶的有效吸入;②可多次吸药,增加气溶胶的肺部沉积率;③气溶胶分散在罐体,减慢运行速度,减少因惯性沉积在咽喉部药物剂量;④增加抛射剂和溶剂的挥发,减少雾的致冷感。相对金属材质的储雾罐,塑料材质的储雾罐更易产生静电,吸附气溶胶。为减少塑料材质的储雾罐产生静电吸附气溶胶,不可用力擦拭内壁,建议用洗涤剂清洗,或选择金属材质的储雾罐。

(2) Aerosphere™ 共悬浮递送技术 pMDI:Aerosphere™ 共悬浮递送技术(简称 Aerosphere 技术)是近年来发展起来的新型 pMDI 递送技术,其使用类似肺表面活性物质的多孔磷脂颗粒作为药物载体,可有效结合具有不同理化性质的多种药物,所形成的大部分药物颗粒大小集中在一个最优的空气动力学所需要的范围内,MMAD 约 $3.0\,\mu m$,

更有利于将药物递送至肺部。对于不同药物剂量、药物组分数量和吸气速率,Aerosphere 技术均可实现高微细颗粒比例(>55%)的成功递送。利用多孔磷脂颗粒与药物达到稳定的共悬浮状态,确保药物剂量的一致性,可提高 pMDI 的肺部沉积率,最高可达 48%。相比传统 pMDI,Aerosphere 输送的气溶胶中,各种药物的剂量和比例不受使用前装置振摇的次数、时间和强度以及吸气流速的影响,并可将药物等比例地输出。

4. 影响药物输送因素

影响 pMDI 性能及药物输送的因素包括:①喷嘴的清洁,pMDI 需要及时清洁、避免异物堵塞喷嘴口,避免将其浸入水中;②对于混悬型 pMDI,在静止时,混悬液会沉降分层,不同成分凝聚沉降有差异,使用前应充分振摇混匀,以提高输出药物剂量及组分比例恒定;③驱动间隔时间,频繁摁压 pMDI 易导致气溶胶形成湍流而聚集,减少药物输送,因此在两次摁压之间间隔 15~60 s。

5. 吸入技术

pMDI 治疗是否有效,很大程度取决于患者的吸入技术,包括装置操作方法及其呼吸方式是否正确。①吸气流速和吸气方式:对于主动喷雾的装置,患者的吸气流速不影响气溶胶特性,但若吸气、揿压不同步和/或吸气流速过快,则药物肺部沉积率低。故同步、缓慢且深长的吸气有助于吸入更多的药物、提高肺部沉积率、减少口咽部沉积。②吸入后屏气:吸入药物后患者需要屏气 10 s 左右,以利于药物在小气道沉降。对于屏气时间达不到 10 s 的患者,建议进行深呼吸锻炼,尽可能地延长屏气时间。

二、吸入粉雾剂(DPI)

1. 定义　吸附着药物微粉的载体分装在胶囊或给药装置的储药室中,在吸气气流的作用下,药物微粉以气溶胶的形式被吸入肺内的制剂叫干粉吸入剂,现统称为吸入粉雾剂。主要用于支气管哮喘和慢阻肺患者的治疗,目前也用于某些蛋白质、多肽类药物和疫苗的吸入。

2. 装置特点　DPI 不含抛射剂,以干粉形式输送,由患者吸气驱动,吸入时不需要手口同步。气溶胶的直径不会因为输送距离的变化而发生变化,因此较 pMDI 更稳定。大多数 DPI 需要使用载体(乳糖或葡萄糖),与药物混合,使干粉易于分散并保证微粒的流动性。相比 pMDI,DPI 依赖患者吸气驱动,药粉形成气溶胶,随着气流进入患者呼吸道。不同装置内部阻力大小不同,对患者吸气流速要求不同。

DPI 的装置内部阻力与吸气气流特点可明显影响药物的肺部沉积率。

(1)气溶胶特性:①药物微粒粒径,药物粒径是影响肺部沉积率的重要因素。微粒粒径过大易在咽喉发生惯性沉积,而粒径过小则容易随呼气被排出。DPI的药物微粒粒径由装置内部阻力和患者吸气流量大小共同决定,通常7%～35%为微细颗粒。②气溶胶运行速度,DPI药物气溶胶的运行速度主要由患者吸气流速决定。

(2)装置内部阻力:①内部阻力是DPI的重要参数。DPI依赖装置内部阻力和患者主动吸气产生的湍流使药粉解聚成细微的药物微粒。不同的DPI装置有不同的内部阻力,阻力大小会影响装置中药物的输出率和输出的药物颗粒大小。若内部阻力较小且患者吸气流速过快,虽然药物输出率高,产生药物颗粒小,但药物密度高(单位气体容积内药物颗粒数多),肺部沉积率也会较低;若内部阻力较大,患者吸气受阻,可能出现流速过慢,则无法产生足够的动力来分散药物,药物输出率低,即不能产生足够的吸气流速而无法解聚药物微粒,药物利用率降低。②DPI内部阻力与患者吸气流速的关系。DPI的内部阻力决定了该吸入装置正常工作所需的最佳吸气流速。内部阻力越大,吸入时需要的吸气力越大,达到特定吸气流速所需的口腔负压越大;相同的吸气力,内部阻力越大,所达到的吸气流速越小。而患者使用DPI时吸气流速的大小影响吸入药物颗粒在呼吸道的沉积率。③DPI受潮会影响内部阻力。若DPI储存不当或在使用过程中患者向装置内呼气,可能使装置受潮,进而影响药物微粒的运行速度,增加内部阻力。由于呼出气体含有水分,为避免受潮,在使用过程中不能向装置孔道内呼气。不同的 DPI 装置其防潮性能不同,储存吸入装置时,需要仔细阅读说明书,严格按照说明书的要求储存和使用;通常多剂量囊泡型 DPI 比多剂量储库型防潮效果更好。

(3) DPI 药物颗粒的运动速度、药物颗粒大小和药物输出率都与吸气方式有关。吸气容积和吸气流速影响药物输出率及其输出药物颗粒的大小和运动速度。理论上来讲,吸气的流速越大,药物从装置输出的速度越快、颗粒越小、输出率越高;相反,吸气的流速越小,药物从装置输出的速度越慢、颗粒越大、输出率越低。但是不同 DPI 装置的内部阻力不同,为了保证装置的药物输出率和外周肺沉积率,每种 DPI 装置都有其对应的理想吸气流速。

3. 分类 DPI 装置种类较多,有单剂量胶囊型(如吸乐、比斯海乐等)、多剂量储库型(如都保、茜乐等)和囊泡型(如准纳器、易纳器等)。

(1) 单剂量胶囊型:临床常用的单剂量胶囊型装置有吸乐、比斯海乐等。特点是结构简单,空装置可清洗,反复使用。使用时应先将每个独立的胶囊装载到吸入器中,吸入后需丢弃空胶囊。

(2) 多剂量储库型:临床常用的多剂量储库型装置有都保、茜乐等。多剂量储库型装置是将药物贮存在腔室中,通过激光打孔的转盘(都保)、剂量杯(茜乐)等进行分剂量,不同装置分剂量形式不同,装置的使用方法相应不同。如都保使用时,旋转底座,药物即由储库释放至定量盘,注意旋转时要垂直装置。茜乐则需垂直方向振摇装置,使药物填满计量杯,按下顶部,精确地将一个剂量的药物转入吸入通道。因此,多剂量储库型装置剂量的准确性与操作方法、是否受潮等相关。

(3)多剂量囊泡型:临床常用的多剂量囊泡型装置有准纳器、易纳器等。多剂量囊泡型装置需将每个剂量预填充到单独的囊泡中,启动装置时,单剂量单元被刺破或撕开进入定量室。其优点是防潮性能佳、避光效果较好、剂量准确一致。如准纳器,打开外壳后,需要将推动杆推到底,该步骤可将囊泡撕开,一个剂量的药物转入吸入通道。而对于易纳器,在打开防尘盖的时候,已经同步将装载一个剂量药物的囊泡撕开。故对于多剂量囊泡型装置,不用时切记不可随意拨动推动杆(如准纳器)或反复打开防尘盖(如易纳器),否则会损失药物剂量。

4. 影响药物输送因素　影响 DPI 药物输送的因素包括:①内部阻力和吸气流速。不同 DPI 装置的内部阻力不同,所需要的最佳吸气流速也不同,上述两方面均会影响装置中药物的输出率和输出的药物颗粒大小。选择 DPI 前,需检测患者的吸气流速。pMDI 和 SMI 装置的内部阻力极低,对患者吸气流速的影响小,而 DPI 则依赖装置内部阻力和患者主动吸气来使药物解聚成供吸入的颗粒。因此,对于支气管哮喘急性发作、慢阻肺急性加重期的患者,因其吸气流速较低,药物输出效率较低,当吸气流速达不到要求时不建议使用 DPI 进行吸入治疗。②湿度。若 DPI 装置暴露于潮湿环境,易导致粉末结块,因此不可将其存放于卫生间等潮湿场所,且患者呼气时需注意将 DPI 移开,以避免呼出的潮湿气体进入装置内。

5. 吸入技术　使用 DPI 的吸气速度和方式:DPI 依赖装置内部阻力和患者主动吸气产生的湍流使药粉解聚成细微的药物颗粒。患者吸气的容积大、速度快,有助于提高 DPI 的药物输出率和小颗粒的比例,提高疗效。因此,DPI 使用时需要快速用力吸气。但不同 DPI 的内部阻力不同,因此所需的最佳吸气流速是不同的,一般理想吸气流速范围为 30~90 L/min。通常强调患者在吸入后需要屏气一段时间(10 s 左右),以利于药物在小气道沉降。对于屏气时间达不到 10 s 的患者,可以在吸药前先进行几次深呼气后的深吸气或进行几次屏气锻炼。

三、吸入软雾剂(SMI)

1. 定义　SMI 是一种新颖的、独特的吸入制剂,属于主动喷雾装置,但不含驱动剂,以机械能为动力。目前在国内上市的装置为能倍乐(内含药物为噻托溴铵或噻托溴铵-奥达特罗)。

2. 特点 吸入软雾剂相较于其他的吸入剂具有以下特点:①主动气雾释放。通过旋转底座压缩弹簧所产生的机械能为动力提供能量,该能量可形成和释放药物气溶胶。②药量精准。每次使用时装置中的毛细管从药筒中吸取 15 μl 药液,精准定量,剂量稳定。③独特的两束药液射流对撞原理。软雾是通过独特的设计使两束行进中的药液射流在特定角度撞击而形成的。由于装置中的Uniblock 结构发挥了毛细管作用和液流对撞作用,释放出微细的雾滴,其不仅运行速度慢、持续时间长,还可提高药物的可吸入时间和药物在肺部的沉积率(51.62%)。

(1) 气溶胶特性:和 pMDI 一样,SMI 的药物颗粒大小由装置本身决定。能倍乐释放的软雾中66%~75%为微细颗粒(≤5.8 μm)。

(2) 气溶胶运行速度:主动喷雾能够大大降低对患者的吸气流速要求,较低的气溶胶运行速度有助于减少药物在口咽部的沉积。能倍乐气溶胶运行速度为 0.8 m/s,较传统 pMDI 的 5.1~8.4 m/s更为缓慢。

(3) 气溶胶输出持续时间:SMI 在患者按压后释放出供吸入的药物喷雾,对患者的手口协调操作具有一定要求。能倍乐气溶胶持续时间约为 1.5 s。慢阻肺患者中老年人居多,气溶胶持续时间长有利于患者协同吸入。

(4) 装置内部阻力:SMI 内部阻力极低,且与药物的气溶胶特性无关。

3. 吸入技术　使用 SMI 的吸气流速和方式:主动喷雾的装置无须患者吸气力,且患者的吸气流速不影响气溶胶特性。同步、缓慢且深的吸气有助于吸入更多的药物,提高肺部沉积率,减少口咽部沉积。

四、雾化吸入器(nebulizer)

雾化吸入疗法是应用雾化吸入装置,使药液形成粒径 0.01～10 μm 的气溶胶微粒,被吸入并沉积于气道和肺部,发挥治疗作用。雾化颗粒直径对药物沉积位置有直接影响,雾化吸入疗法与上文所述的其他吸入装置相同,具有直接作用于靶器官、起效迅速、全身不良反应少的特点,同时还有不需要患者配合即可发挥疗效的特点。雾化吸入器对婴儿、老人和无自主呼吸的患者均适用。在常见的呼吸系统疾病如哮喘、慢阻肺、激素敏感性咳嗽及围术期气道管理等方面均应用广泛。临床常用雾化吸入药物主要有 ICS、SABA、SAMA 和黏液溶解剂等几大类。

1. 常用雾化器的种类　雾化器是目前临床常

用的雾化吸入装置,适用于幼龄儿童和无法进行呼吸配合的患者,哮喘急性发作期和慢阻肺急性加重期患者也常使用雾化器给药。根据装置特点及原理不同,目前临床常用雾化器可分为喷射雾化器(jet nebulizers)、超声雾化器(ultrasonic nebulizers)和振动筛孔雾化器(mesh nebulizers)三种。

(1)喷射雾化器:喷射雾化器是临床上最常用的雾化器之一,可达到喷射雾滴直径<10 μm 的雾化效果,使用时常用的气流量为 6~8 L/min,产生的微粒直径在 2~4 μm,微粒在肺内沉积约 10%。使用时基本不需要呼吸协调性动作,且无须氟利昂作抛射剂,但携带不够方便。适用于下呼吸道病变或感染、气道分泌物较多,尤其是伴有小气道痉挛倾向、有低氧血症严重气促的患者。但缺点是易污染、吸入药物浪费、治疗时间较长等。

喷射雾化器主要由压缩气源和雾化器两部分组成。原理是高速运动的压缩气体通过狭小开口后突然减压,在局部产生负压将药液吸出,并通过高速运动的持续气流形成无数的药雾微粒,其中大药雾微粒通过挡板回落至贮药池,小药雾微粒则随气流输出。药雾微粒的大小与气流的压力和流速有关,压缩气体的压力及流量均与释雾量成正比,与药雾微粒直径成反比。应用喷射雾化吸入器时,药池的液量要充足,一般用量为 3~4 ml(尽量不超过 6 ml),可在 5~10 min 内输出全部药液(尽量不超过 15 min）。

影响其性能及药物输送的因素包括：①驱动的气流和压力。不同设计的喷射雾化器都有其特定的最佳气流，通常为 6～8 L/min；气源压力一般为 50 psi（1 psi＝6.895 kPa）；如果驱动气流或气源压力低，产生气溶胶的直径较大，无法达到吸入药物所要求的有效微粒直径。②罐内药量。罐内药液过满会减少药物输出，建议根据装置说明加入合适药量。③驱动气体的密度。驱动气体为压缩空气或氧气，当驱动气体的密度低，气流输送呈层流，易于气溶胶输送。④湿度和温度。随着雾化治疗时水分的蒸发，气溶胶温度下降，会增加溶液的黏滞度，从而减少药物输出。同时，温度较低的气溶胶可能引起患者呼吸道痉挛。⑤呼吸形式。使用时指导患者进行平静呼吸，间歇深呼吸。如果患者呼吸浅快，则气溶胶的吸入量下降，建议增加药物剂量。⑥延长管或储物袋。有的雾化器持续产生气溶胶，在呼气相容易丢失，建议接上延长管或储雾袋；吸气驱动型或手动型喷射雾化器，可有效减少雾化药物在呼气相的丢失。

（2）超声雾化器：超声雾化器的原理是雾化器底部晶体换能器将电能转换为超声波声能，产生振动并透过雾化罐底部的透声膜，将容器内的液体振动传导至溶液表面，而使药液剧烈振动，破坏其表面张力和惯性，从而形成无数细小气溶胶颗粒释出。该类装置消耗药液一般为 $1\sim2\,L/min$，产生的气雾微粒一般为 $3.7\sim10.5\,\mu m$，在肺内的沉降率 10%以上。超声雾化器在使用时，可根据病情调整雾化速率和雾滴大小。但其缺点是由于超声的剧烈振荡可使雾化容器内的液体加温，这对某些药物如含蛋白质或肽类化合物的稳定性可能不利。不同液体的物理特性（如水溶性和脂溶性）不同，对于这些液体的混合物（如糖皮质激素与水的混悬液）的雾化释出比例和效果也不一样，因此超声雾化时可能导致溶液的浓缩。另外，超声雾化器的释雾量高于喷射雾化器，可导致吸入液体量过多。因此超声雾化器在临床已较少使用。

（3）振动筛孔雾化器：振动筛孔雾化器结合了超声雾化的特点，其原理是采用超声振动薄膜使之剧烈振动，同时通过挤压技术使药液通过固定直径的微小筛孔，形成无数细小颗粒释出。筛孔的直径决定了气溶胶大小。与喷射雾化器和超声雾化器比较，可减少超声振动液体产热对药物的影响。振动筛孔雾化器的储药罐可位于呼吸管路上方，有助于降低管路污染雾化装置的可能性，且可在雾化过程中随时增加药物剂量。

振动筛孔雾化器雾化效能高，残余量少（$0.1\sim0.5\,ml$）。每次使用后需及时清洗，以防阻塞。振动筛孔雾化器具有明显的优势，如残留量低、雾化时间更短、有效沉积率更高，同时能雾化极小体积的剂量（＜0.5 ml）和保持药物的活性等，并具有噪声小、小巧轻便等优点。因此振动筛雾化器更适于雾化生物大分子等稳定性较差的药物，如质粒DNA和 α_1-抗胰蛋白酶等。但由于需要激光打孔和定期清洗消毒，成本较高。

2. 影响雾化器雾化效能的主要因素

（1）有效雾化颗粒的直径：指有治疗价值，即能沉积于气道和肺部的雾化颗粒直径，应在 $0.5\sim10.0\ \mu m$，以 $3.0\sim5.0\ \mu m$ 为佳。

（2）单位时间的释雾量：指单位时间离开雾化器开口端能被吸入的气溶胶量。释雾量大则在相同时间内被吸入的量大，药物剂量也增大，能更有效地发挥治疗效用，但是更多的药物短时间内进入体内而带来的不良反应的可能性也会增大，如可能导致肺积液过多（肺水肿），或气道内附着的干稠分泌物经短时间稀释后体积膨胀，导致急性气道堵塞等。

1）喷射雾化器：其产生的气溶胶颗粒的直径和释雾量取决于压缩气体的压力和流量。压缩气体的压力及流量均与释雾量成正比，与气溶胶颗粒直径成反比。气压越高，流量越大，喷射雾化器产生的气溶胶颗粒直径就越小，释雾量就越大。高压氧瓶存储的高压氧通过减压阀输出，无须电源等条件限制，但需注意患者吸入高流量氧所带来的可能影响。

2）超声雾化器：其释出颗粒直径大小与超声频率呈负相关，频率越高颗粒越小。释雾量则与超声波振幅（功率）呈正相关。强度越大，释雾量越大。一些超声雾化器可通过调节功率而改变雾化量，以满足临床需求。通常，超声雾化器的释雾量高于喷射雾化器，故一般用于需大释雾量的诊疗工作中。

3）振动筛孔雾化器：产生的颗粒大小取决于筛孔的直径。该装置减少了超声振动液体产热的影响，对吸入药物的影响较少，是目前雾化效率最高的雾化器。

（3）其他因素

1）认知和配合能力：患者的认知和配合能力决定了能否有效地运用雾化器。

2）呼吸形式：影响气溶胶沉积的呼吸形式，包括吸气流速、气流形式、呼吸频率、吸气容积、吸呼时间比和吸气保持。慢而深的呼吸有利于气溶胶微粒在下呼吸道和肺泡沉积。当呼吸频率快且吸气容积小时，肺内沉积较少。当吸气流速过快，局部易产生湍流，促使气溶胶微粒沉积于大气道，导致肺内沉积量明显下降。

3）基础疾病状态：患者的呼吸系统特征可影响气溶胶在呼吸道的输送，如气管黏膜的炎症、肿胀、痉挛，分泌物的潴留等病变导致气道阻力增加时，吸入的气溶胶在呼吸系统的分布不均一，导致肺内沉积量下降。因此，雾化治疗前，应尽量清除痰液和肺不张等因素,以利于气溶胶微粒在下呼吸道和肺内沉积。

3. 雾化吸入疗法注意事项

(1) 气溶胶相关不良反应主要包括感染、气道高反应等。气溶胶相关的感染包括雾化器和吸入药物的污染以及病原菌在患者间的传播;气溶胶如果是冷的、高浓度的,均易诱发患者出现气道高反应,特别是有肺部疾病史的患者。相关注意事项:①储存药液的雾化器及呼吸管道、雾化面罩等应及时消毒、专人专用,避免交叉污染。每次使用后需进行清洁并干燥存放,以防受到污染后成为感染源,影响治疗。②由于多剂量包装药物开瓶后的储存及使用均存在的污染风险,尽量使用单剂量包装药物。③进行雾化治疗时,操作者需在治疗前后洗手,减少患者间病原菌的传播。④治疗过程中需密切观察患者,防止气道痉挛的发生。⑤机械通气的患者进行雾化治疗时,建议在呼吸机的吸气端连接雾化器。⑥在雾化吸入的呼气端开口放置雾化过滤器,有助于保护空气环境避免受药物等污染。

(2) 雾化吸入时的注意事项:雾化吸入过程中部分患者可出现口干、恶心、胸闷、气促、心悸、呼吸困难、血氧饱和度下降及雾化器咬口的摩擦对口角等皮肤黏膜的损伤等不良反应。部分可能与药物的直接作用有关,部分可能与吸入时过度通气等有关。相关注意事项如下:①教会患者正确的吸入方法,如平静呼吸、间歇深呼吸,使药物充分达到支气管和肺内。②吸入前要清洁口腔,清除口腔内分泌物及食物残渣。③吸入后应漱口,特别是使用激素类药物后,漱口可减少口咽部的激素沉积,减少真菌感染等不良反应的发生;用面罩后应洗脸;避免药物进入眼睛;吸药前不能抹油性面膏。④吸入治疗时患者取舒适体位,雾化后痰液稀释刺激患者咳嗽,及时翻身拍背,协助排痰,保持呼吸道通畅。⑤注意吸入药液的浓度避免过高,建议吸入速度由慢到快,雾化量由小到大,使患者逐渐适应。⑥心肾功能不全及年老体弱者要注意防止因湿化或雾化量大造成肺水肿。对自身免疫功能减退的患者雾化吸入时,注意避免诱发口腔真菌感染。⑦使用氧气驱动雾化时,禁止在有氧附近吸烟或燃明火。⑧雾化前半小时尽量不进食,避免雾化吸入过程中气雾刺激引起呕吐。

参考文献:

[1] 中国医学装备协会呼吸病学专委会吸入治疗与呼吸康复学组,中国慢性阻塞性肺疾病联盟.稳定期慢性气道疾病吸入装置规范应用中国专家共识[J].中华结核和呼吸杂志,2019,42(4):241 – 253.

[2] 中华医学会呼吸病学分会呼吸治疗学组.雾化治疗专家共识(草案)[J].中华结核和呼吸杂志,2014,37(11):805 – 808.

[3] 成人慢性气道疾病雾化吸入治疗专家组.成人慢性

气道疾病雾化吸入治疗专家共识[J].中国呼吸与危重监护杂志,2012,11(2):105-110.

［4］中华医学会呼吸病学分会《雾化吸入疗法在呼吸疾病中的应用专家共识》制定专家组.雾化吸入疗法在呼吸疾病中的应用专家共识[J].中华医学杂志,2016,96(34):2696-2708.

［5］中华医学会临床药学分会《雾化吸入疗法合理用药专家共识》编写组.雾化吸入疗法合理用药专家共识(2019年版)[J].医药导报,2019,38(2):135-146.

［6］游一中.用于压力定量吸入气雾剂的Aerosphere™创新共悬浮递送技术[J].中华结核和呼吸杂志,2019,42(6):477-480.

［7］高蕾,马玉楠,王亚敏,等.吸入粉雾剂给药装置浅析及其综合评价[J].中国新药杂志,2019,28(3):335-337.

［8］史宁,吴久鸿.干粉吸入剂的研究进展[J].中国新药杂志,2007,16(12):922-925.

［9］蔡华丹,侯均,吕永宁,等.噻托溴铵喷雾剂治疗慢性阻塞性肺疾病的有效性与安全性荟萃分析[J].中华结核和呼吸杂志,2017,40(8):596-603.

［10］黄少俊,韩一平.吸入给药系统的应用及进展[J].药学服务与研究,2017,17(2):143-147.

［11］周新.定量吸入气雾剂临床应用现状与研究进展[J].中华结核和呼吸杂志,2013,36(3):213-215.

［12］文冰亭,赵荣生.吸入给药装置的结构原理及使用[J].临床药物治疗杂志,2008,(1):41-48.

（谢 宁 叶晓芬）

第四章

吸入药物治疗管理

第一节　选择合适的吸入药物

一、慢性阻塞性肺疾病吸入药物的选择

慢性阻塞性肺疾病(慢阻肺)以不完全可逆的气流受限为特征,为气道慢性炎症性疾病。选择合适的吸入药物对慢阻肺进行治疗,可缓解慢阻肺症状、减少其急性加重的频率和严重程度,并改善患者的健康状况,使患者获得更高的生活质量。慢阻肺的治疗可分为稳定期治疗和急性加重期治疗。

1. 慢阻肺稳定期吸入药物选择

(1) 支气管舒张剂:根据 GOLD 2020 报告,稳定期一般不推荐常规使用短效支气管舒张剂,但可按需使用 SAMA 或 SABA,对改善患者肺功能中 FEV_1 下降速率及症状有一定效果。SABA 与 SAMA 联用比单用效果更强。

长效支气管舒张剂 LABA 和 LAMA 是慢阻肺

稳定期治疗的主要药物之一。常用的 LABA 包括福莫特罗、沙美特罗、茚达特罗、奥达特罗及维兰特罗。常用的 LAMA 包括噻托溴铵、阿地溴铵、格隆溴铵等。LABA 和 LAMA 的使用均可减缓慢阻肺患者 FEV_1 下降速度，改善肺功能，减轻患者呼吸困难的症状，并提高患者健康状况，降低慢阻肺急性加重频率。研究显示，在慢阻肺患者治疗中 LAMA（噻托溴铵）降低急性加重频率的疗效优于 LABA。

相比于通过单独提高某一种支气管舒张剂的用量来提高疗效而言，将不同作用机制和疗效时长的支气管舒张剂联合使用可以获得更好的治疗效果，并降低治疗中不良反应的发生率。与单独应用 LABA 或 LAMA 相比，两者的联合用药对改善患者 FEV_1 下降速率及控制症状的效果更好，同时也能更有效地预防急性加重。GOLD 2020 报告中推荐常用的 LABA 和 LAMA 搭配包括福莫特罗-阿地溴铵、福莫特罗-格隆溴铵、茚达特罗-格隆溴铵、维兰特罗-芜地溴铵、奥达特罗-噻托溴铵等。

（2）糖皮质激素：目前关于 ICS 的剂量-效应关系和长期使用（＞3 年）的安全性尚不明确。长期使用 ICS 可使患者肺部感染发生率上升，尤其在有严重基础疾病的老年患者中多见。没有结论性的证据表明慢阻肺稳定期常规单独应用 ICS 可使慢阻肺患者获益，如降低慢阻肺患者 FEV_1 下降速率或死亡率等。

GOLD 2021 报告中总结了关于在使用长效支气管舒张剂基础上联合 ICS 治疗慢阻肺患者的推荐意见，见表 4-1。

表 4-1 慢阻肺患者在使用支气管舒张剂基础上联合 ICS 与否的推荐意见

意见	患者状况
强烈推荐	①有因慢阻肺急性加重住院治疗史；②每年≥2次中度急性加重；③血嗜酸性粒细胞＞300/μl；④伴有哮喘或有哮喘史
考虑使用	①每年 1 次中度急性加重；②血嗜酸性粒细胞 100～300/μl
不推荐	①反复发作的肺炎；②血嗜酸性粒细胞＜100/μl；③有分枝杆菌感染史

血嗜酸性粒细胞是衡量患者是否适用 ICS 的指标之一，血嗜酸性粒细胞较低的患者，使用 ICS 获益也低。但目前关于血嗜酸性粒细胞的界值尚无统一定论。因此，血嗜酸性粒细胞计数作为生物标志物，应与临床状况评估结合使用，帮助临床医生评估在常规支气管舒张剂治疗基础上加用 ICS 可能获得的效益，从而进行决策。

临床上 ICS 与 LABA 常见的搭配包括福莫特罗-倍氯米松、福莫特罗-布地奈德、福莫特罗-莫米松、沙美特罗-氟替卡松、维兰特罗-糠酸氟替卡松等。

（3）ICS＋LABA＋LAMA 三联疗法：三联疗法指同时联合 LABA、LAMA 及 ICS 对慢阻肺患者进行治疗,多用于有严重症状、中度至极重度气流受限、伴频繁/严重急性加重史的慢阻肺患者。常用的三联组合包括氟替卡松-乌美溴铵-维兰特罗、布地奈德-福莫特罗-格隆溴铵、噻托溴铵-氟替卡松-沙美特罗等。三联疗法可改善患者肺功能和实验室指标,预防急性加重的发生。大型研究显示,三联疗法比 LABA＋LAMA、LABA＋ICS 在降低死亡率方面更加有效。

2. 慢阻肺急性加重期吸入药物选择　急性加重是慢阻肺高致死率和高致残率的重要原因。选择合适的吸入药物能有效缓解症状,改善患者预后。

(1) 支气管舒张剂:短效支气管舒张剂能迅速缓解慢阻肺急性加重症状,防止生命体征受到威胁。根据《慢性阻塞性肺疾病急性加重(AECOPD)诊治中国专家共识(2017 年更新版)》和《慢性阻塞性肺疾病诊治指南(2021 年修订版)》,SABA 通常为急性加重时的优先选择,当 SABA 效果不佳或不足以控制症状时,可联合使用 SAMA。临床上常用的吸入型短效支气管舒张剂包括吸入用硫酸沙丁胺醇溶液或硫酸特布他林雾化液、异丙托溴铵雾化吸入溶液以及吸入用复方异丙托溴铵溶液。

(2) 糖皮质激素:糖皮质激素的疗效与患者血嗜酸性粒细胞水平相关。嗜酸性粒细胞水平较高的患者通常能够获得更好的治疗效果。全身应用糖皮质激素容易引起多项不良反应,因此吸入糖皮质激素为优先给药途径。雾化吸入可部分替代口服,临床常用的雾化吸入糖皮质激素为布地奈德混悬液。联合短效支气管舒张剂应用时,雾化吸入糖皮质激素可快速缓解气流受限。

二、支气管哮喘吸入药物的选择

哮喘的治疗中,ICS 可有效控制哮喘症状,减少哮喘急性发作次数,并降低哮喘相关死亡率。GINA 2020 推荐所有的成人/青少年哮喘患者应用 ICS 联合其他药物治疗,控制症状,并降低哮喘急性发作的风险。轻症患者可按需使用 ICS 联合福莫特罗治疗。由于单用 SABA 与哮喘相关死亡风险之间存在相关性,GINA 不再推荐单独应用 SABA 用于成人/青少年哮喘治疗。

哮喘的治疗可分为 3 类:第一类为慢性持续期的控制性治疗,主要目的在于控制症状,减少哮喘急性发作的风险;第二类为急性发作期的缓解性治疗,主要目的为缓解急性发作时的症状,避免出现严重后果;第三类为附加治疗,为针对极重度/难治性患者的治疗,通常为高剂量 ICS 联合 LABA。

1. 哮喘慢性持续期吸入药物选择 在选择哮喘治疗药物时,需将症状控制和降低未来急性发作风险两个方面均考虑在内。参考 GINA 2020,慢性持续期哮喘的治疗根据患者病情严重程度分为 5

个步骤(STEP)。

(1) STEP 1:适用于每月出现哮喘症状小于 2
次、无急性发作危险因素的患者或用于 STEP2 患
者的降级治疗。用药方案包括:方案一,按需使用
低剂量 ICS+福莫特罗;方案二,按需吸入 SABA,
同时使用 ICS。建议使用方案一。方案一能更好地
控制症状,并有效降低哮喘急性发作的风险。方案
二多用于无 ICS+福莫特罗药物的地区。

(2) STEP 2:适用于轻症哮喘患者。推荐用药
方案:方案一,每日常规吸入低剂量 ICS,联合按需
使用 SABA;方案二,按需使用低剂量 ICS+福莫
特罗。

每日常规使用低剂量的 ICS 可降低哮喘严重
急性发作风险、减少住院次数并降低死亡率,同时
达到较好的症状控制。按需使用低剂量 ICS+福莫
特罗预防哮喘急性发作的疗效不亚于每日使用低
剂量 ICS,且患者依从性更好。两种方案在症状及
肺功能改善方面有细微差异,但可以忽略不计。

ICS+福莫特罗的常见搭配包括推荐倍氯米松
-福莫特罗与布地奈德-福莫特罗。

(3) STEP 3:对成人/青少年哮喘患者,有两种
推荐方案。方案一,常规使用低剂量 ICS+LABA,
并按需使用 SABA 缓解症状;目前推荐的 ICS+
LABA 包括低剂量丙酸氟替卡松-福莫特罗、糠酸
氟替卡松-维兰特罗、丙酸氟替卡松-沙美特罗、倍

氯米松-福莫特罗以及莫米松-福莫特罗；方案二，常规使用低剂量 ICS＋福莫特罗，发作时同样以 ICS＋福莫特罗缓解，推荐用药包括低剂量倍氯米松-福莫特罗以及布地奈德-福莫特罗。

对于 1 年内有≥1 次急性发作的成人/青少年哮喘患者而言，方案二降低急性发作风险的效果显著优于方案一，且 ICS 用量更低。

（4）STEP 4：用药方案取决于患者在 STEP 3 时选择的用药。当 STEP 3 治疗方案无法有效控制症状时，将低剂量 ICS＋LABA/福莫特罗升级为中等剂量 ICS＋LABA/福莫特罗。不建议使用高剂量 ICS。推荐用药组合同 STEP 3。

（5）STEP 5：推荐吸入高剂量 ICS＋LABA。但 ICS 剂量的升高可能并不能提高患者受益，反而会加重不良反应的风险。只有在中剂量 ICS＋LABA 和/或白三烯受体拮抗剂（leukotriene receptor antagonist，LTRA）不能有效控制哮喘的情况下，才在试验性治疗的基础上使用 3～6 个月的高剂量 ICS。6 岁以上的哮喘患者，也可加用噻托溴铵改善症状。

2. 哮喘急性发作期吸入药物选择　哮喘急性发作时应立即吸入 SABA，控制不佳或严重急性发作患者应联合吸入 SAMA（推荐异丙托溴铵）。同时，尽早开始较高剂量的 ICS 可预防成人/青少年哮喘患者急性发作病情加重，从而减少口服糖皮质激素的应用。

对于治疗方案为按需使用低剂量 ICS＋福莫特罗的轻度哮喘患者,当症状出现恶化时提高 ICS＋福莫特罗剂量,可有效降低急性发作加重的风险。对于按需使用 SABA 的患者而言,可重复应用 SABA 控制哮喘急性发作,但其预防未来急性发作加重风险的效果不及 ICS＋福莫特罗。使用 ICS＋LABA 治疗方案的患者在哮喘急性发作时,可提高 ICS 剂量以控制症状,预防急性发作,同时降低急性发作加重的风险。

哮喘急性发作后 2～4 周内保持上调用药方案,按需使用缓解性治疗药物。之后可降级至原用治疗方案。

3. 难治性和重度成人/青少年哮喘药物治疗 附加治疗包括应用噻托溴铵、LABA、LTRA 和低剂量大环内酯类药物以及生物制剂等。推荐使用 ICS＋福莫特罗作为慢性期控制和急性期缓解药物,尽量避免口服糖皮质激素,以降低不良反应发生风险。

如果此前的用药方案中未使用高剂量 ICS,可视情况提高 ICS 用量。每 3～6 个月评估治疗效果,改进治疗方案。若病情得到有效控制,可逐步降级治疗。

三、其他气道疾病吸入药物的选择

1. 支气管舒张症（以下简称支扩）

（1）支气管舒张剂：目前无确切证据表明常规应用支气管舒张剂可使支扩患者受益。对于合并气流阻塞或气道高反应性的支扩患者，应进行支气管舒张试验评价患者气道对支气管舒张剂的反应性以指导药物应用，ICS 联合 LABA 或 LAMA 可改善患者的慢性咳嗽症状。

（2）ICS：糖皮质激素可降低气道慢性炎性反应，减少患者排痰量，对生活质量有一定改善作用，但在改善肺功能和减少急性加重次数方面没有明显疗效。在支扩患者中，除合并支气管哮喘的患者以外，不推荐稳定期支扩患者常规使用 ICS 治疗。

2. 其他气道疾病　根据 2015 版《咳嗽的诊断与治疗指南》，引起慢性咳嗽的原因主要包括感染后咳嗽（post infectious cough，PIC）、咳嗽变异性哮喘（cough variant asthma，CVA）、嗜酸性粒细胞性支气管炎（eosinophilic bronchitis，EB）、上气道咳嗽综合征（upper airway cough syndrome，UACS）、胃食管反流性咳嗽（gastroesophageal reflux cough，GERC）、变应性咳嗽（allergic cough，AC）、慢性支气管炎等，其中 PIC、CVA、EB、UACS、AC 和慢性支气管炎患者治疗方案中均可能包括吸入性药物。

（1）PIC：症状严重，持续咳嗽严重影响生活质量的患者,可选择按需使用 ICS 或吸入支气管舒张剂缓解症状,减轻咳嗽。

(2)UACS:包括多种涉及鼻、鼻窦、咽、喉的基础疾病,其中变应性鼻炎患者首选鼻腔吸入糖皮质激素联合口服二代抗组胺药物治疗。慢性鼻窦炎患者鼻吸入糖皮质激素疗程应大于 3 个月。

(3)CVA:治疗原则与哮喘相同。推荐使用 ICS(如布地奈德、氟替卡松等)或 ICS 联合长效 β_2 受体激动剂的复方制剂(如布地奈德-福莫特罗、氟替卡松-沙美特罗等)。建议治疗 8 周以上,部分需要长期治疗。

(4)AC:症状较重的患者,可应用 ICS 治疗,疗程建议 4 周以上。

(5)EB:首选 ICS 治疗,疗程建议 8 周以上。

(6)慢性支气管炎:常规治疗不能控制症状或反复发作的患者,可按需使用 ICS 或支气管舒张剂进行治疗。

(7)其他:其他如急性会厌炎、急性咽炎、急性喉炎等有会厌-喉高度水肿的患者,吸入布地奈德或可减轻炎症水肿、缓解疼痛。不能及时缓解水肿者应行气管切开。

参考文献:

[1] Global Strategy for the Diagnosis Management and Prevention of COPD. Global initiative for chronic

obstructive lung disease（GOLD）［EB/OL］.［2022 -
04 - 12］. http://goldcopd. org/2020-gold-reports/.

［2］ DECRAMER M L, CHAPMAN K R, DAHL R, et
al. Once-daily indacaterol versus tiotropium for
patients with severe chronic obstructive pulmonary
disease（INVIGORATE）：a randomised, blinded,
parallel-group study［J］. Lancet Respir Med, 2013,
1(7):524 - 533

［3］ MAHLER D A, KERWIN E, AYERS T, et
al. FLIGHT1 and FLIGHT 2：efficacy and satefy of
QVA149（indacaterol/glycopyrrolate）versus its
monocomponents and placebo in patients with chro-
nic obstructive pulmonary disease［J］. Am J Respir
Crit Care Med, 2015,192(9):1068 - 1079.

［4］ BAFADHEL M, PETERSON S, DE BLAS M A,
et al. Predictors of exacerbation risk and response to
budesonide in patients with chronic obstructive
pulmonary disease：a post-hoc analysis of three
randomised trials［J］. Lancet Respir Med, 2018,6
(2):117 - 126.

［5］ LIPSON D A, CRINER G J, DAY N, et al. Re-
duction in the risk of all-cause mortality with flutica-
sone furoate/umeclidinium/vilanterol compared to
umeclidinium/vilanterol in IMPACT including pre-
viously missing or censored vital status data［J］. Am
J Resp Crit Care, 2019,199：A7344.

［6］ 中华医学会呼吸病学分会慢性阻塞性肺疾病学组,
中国医师协会呼吸医师分会慢性阻塞性肺疾病工
作委员会. 慢性阻塞性肺疾病诊治指南（2021 年修
订版）［J］. 中华结核和呼吸杂志,2021,44(3):170 -
205.

［7］ 慢性阻塞性肺疾病急性加重（AECOPD）诊治专家组. 慢性阻塞性肺疾病急性加重（AECOPD）诊治中国专家共识（2017 年更新版）[J]. 国际呼吸杂志，2017,37(14):1041－1057.

［8］ Global Strategy for Asthma Management and Prevention. Global initiative for asthma（GINA）.[EB/OL]．［2022－04－22］. http://ginasthma.org/gina-reportsl.

［9］ REDDEL H K, BARNES D J. Pharmacological strategies for self-management of asthma exacerbations［J］. Eur Respir J, 2006,28:182－199.

［10］ 中华医学会呼吸病学分会《雾化吸入疗法在呼吸疾病中的应用专家共识》制定专家组. 雾化吸入疗法在呼吸疾病中的应用专家共识[J]. 中华医学杂志，2016,96(34):2696－2708.

［11］ 中华医学会呼吸病学分会哮喘学组. 咳嗽的诊断与治疗指南(2015)[J]. 中华结核和呼吸杂志,2016,39(5):323－354.

（左依慧　李星晶　张　静）

第二节　选择合适的吸入装置

一、影响药物肺部分布的因素

患者应用吸入装置吸入的药物微粒在肺部的分布直接影响药物对人体的作用,吸入药物的肺部分布主要因吸入装置、患者疾病状态和通气模式及药物粒径和特性而异。其他可能影响药物分布水平及程度的因素包括咽部和下呼吸道的解剖结构、气道阻塞的严重程度、通气的均匀性以及吸入药物的吸湿性。为了获得最佳治疗效果,应最大程度地将药物输送到肺部的适当区域,并尽量减少药物在口咽部的沉积。对于支气管舒张剂,一般认为可能首选在较大的支气管中分布(直至支气管树的分支),这是因为此类药物(如最常见的 β_2 激动剂)可与气道平滑肌上存在的 β_2 受体结合而产生作用。而对于 ICS,理想的分布情况一般认为应在肺部均匀分布,以使 ICS 到达较小的外周气道。影响吸入药物颗粒在肺内分布的因素有以下 3 个方面。

1. 吸入药物粒径和药物特性　不同大小的药物颗粒在肺部分布沉积的部位不同,总体而言,较小的药物颗粒能够更好地均匀分布在整个肺部并到达较小的远端气道。小于 1 μm 的药物颗粒通常会到达外周气道和肺泡或被呼出。理论上小于 1 μm 的颗粒也可以到达外周气道并产生一些局部临床效果,但是患者的肺部通气不均,且不同药物(如 ICS 和 β_2 受体激动剂)的粒径不同,可能使这些药物的分布有所不同,而这种不均匀分布的临床后果尚不清楚。另一方面,大于 5 μm 的药物颗粒倾向于沉积于口腔和食道区域,不仅不能产生临床疗效,且被胃肠道吸收后可能会同时造成局部和全身不良反应。1～5 μm 的药物颗粒则沉积在大气道及传导性气道中,因此目前研究一般认为,吸入药物粒径在 $1\sim5\ \mu m$ 大小最为适宜。

吸入药物必须穿透黏液层和气道黏膜到达目标受体,最终输送到肺部的药物剂量取决于从气道和药物作用部位清除药物的速率。此外,吸入药物在不同条件下产生的颗粒大小也不同,主要与气体流量和吸入装置填充容积有关。

2. 患者疾病状态和通气模式 呼吸道疾病状态和解剖结构可以直接影响吸入药物的分布,例如与支气管收缩相关的气道狭窄可能导致药物颗粒沉积到中央气道而非外周肺;肺囊性纤维化或其他产生黏液的肺部疾病中出现的黏液堵塞或肺不张也可能损害药物颗粒的有效分布。

患者的通气模式(如潮气量、屏气时间、呼吸频率等)也可以显著改变吸入药物颗粒在肺中的分布。浅而快地呼吸时,吸入颗粒没有足够时间在肺内沉积,因此在肺内分布较少。深而慢地呼吸时,吸入颗粒惯性沉积减少,重力沉降增加,可以增加吸入颗粒在肺部的沉积;且深而慢的呼吸在屏气 10 s 后能获得最大的沉积。因此掌握正确的吸入方式对于提高疗效有很大帮助。此外,影响药物肺部分布的其他因素包括患者对吸入装置的偏好以及接受程度。

3. 吸入装置种类 吸入药物在肺内的分布受吸入装置的特性影响。当患者使用压力较高的压力定量吸入器时,因药物颗粒具有较高的初速度,在咽喉部和气道弯曲、分支处易发生沉积;使用压力较低的压力定量吸入器时,因颗粒初速度较低而更易在小气道处产生沉积;干粉吸入器阻力较大,需要患者具备较高的吸气流速才能使药物颗粒发生足够的解聚离散;带有储雾罐的吸入装置因降低了药物颗粒的初速度,且不需喷药与吸气同步,对吸入技术要求较低,因此药物颗粒多沉积在小气道。

二、如何为患者选择合适的吸入装置

吸入疗法的目的是将药物直接递送至肺部,起效迅速,并且比全身给药所需的剂量更低,从而最大程度地减少了发生不良反应的可能性。吸入装置的特性会影响患者依从性、满意度和临床药效。为患者选择合适的吸入装置需要评估患者、药物、装置、环境等四方面因素,包括选择最适宜患者状况的药物装置、全面了解患者使用装置的能力和偏好、优化吸入方案。

1. 患者相关因素　首先,吸入装置的选择应取决于患者的临床诊断。应重点评估患者肺功能,由于 DPI 需要患者产生足够的吸气流速,无法产生足够的吸气峰流速($>30\sim60$ L/min)的患者不宜使用 DPI 类吸入装置,例如年龄小于 5 岁的儿童、部分老年患者和重症患者。同时应综合考虑患者的年龄、身体和认知能力。衰老会改变解剖和生理因素,如气道大小、呼吸频率和肺部容积等;患者的认知能力则影响其对于如何以及何时使用吸入器的理解,以及使用吸入器的身体能力和协调能力。

不同的吸入装置需要不同的操作规范和通气模式,以实现药物向肺部的最佳递送,患者使用装置的能力和偏好对于吸入装置的合适选择非常重要。有研究报告,只有 $46\%\sim59\%$ 的患者明确掌握正确的吸入装置操作技术,其中正确使用 pMDI 的患者平均百分比为 63%,正确使用 DPI 的患者则占 65%,错误操作不仅包括了患者的吸入技术,还包括了吸入装置的准备和存放。吸入装置的不正确使用会使肺部沉积的药量显著减少(最多 50%),与哮喘等疾病控制较差相关,因此吸入装置的选择应考虑患者的使用技术。对于无法正确掌握口手协调及吸入技术的患者,需要较高协调能力的 pMDI 可能不是一个好的选择。

部分研究表明,即使经过培训,也不一定能让所有患者都掌握每种吸入器的正确技术。事实上,患者对吸入装置的偏好可能影响其操作技术和依从性。患者具有自然的通气模式,也可能不适应某一类吸入装置,因此我们可以尝试使吸入装置与他们的通气模式相匹配。例如,倾向于缓慢深吸的患者的理想选择为 pMDI,而倾向于进行快速、深长吸气的患者的理想选择为 DPI。对于一些特殊患者,例如帕金森患者或卒中患者,需要结合患者实际操作能力选择合适的吸入装置。根据患者的需要和偏好选择吸入装置,个体化制订吸入治疗方案,更有利于减少患者吸入装置操作错误,提高治疗依从性,保证药物疗效。

2. 药物相关因素　根据患者的临床状况,处方药物一般在特定吸入装置中使用,某些药物只能通过一种吸入装置使用,从而限制了医生和患者对装置的选择。如果药物可通过多种吸入装置使用,则可根据患者的个人需求和偏好进行选择。考虑到患者依从性和提高生活质量的需求,可以选择复合多种药物或只需每日使用一次的药物吸入装置。应尽量限制患者同时使用的吸入装置数量,以避免其操作上的混淆,减轻患者负担。

3. 装置相关因素　GOLD 2020 报告指出,吸入装置的选择需要综合考虑可及性、价格等各方面因素。医师应在满足患者临床需求的基础上,了解患者医疗保险状况和类型,为患者选择所需自付费用最少的吸入装置,而不宜开具他们负担不起的药物和装置。若其他条件和因素均相同,则应选择成本最低的吸入装置和药物组合。

吸入装置本身的特性会对患者发生操作错误的可能性及偏好产生影响。有研究显示,患者对于

pMDI 的使用技术掌握情况比 DPI 更差；一般认为，都保和准纳器一般被认为是使用较为容易的装置，并且是较多患者偏好选择的装置；之后，易纳器、比斯海乐等新型 DPI 的易用性较之前的 DPI 有了较大的提高。此外，还应考虑装置使用的便利性，例如，急救药物的吸入装置需要小巧轻便且便于携带，而雾化器更昂贵、需要电源并且需定期维护，因此在非必要的情况下不宜首选。为患者选择吸入器时应当将这些均纳入考量。

4. 环境相关因素　选择吸入装置时还应考虑装置对环境的影响。pMDI 中使用的气体推进剂在英国占其因医疗服务产生的碳排放的 3.5%。在不影响临床疗效的前提下，应根据三重原则——经济、社会和环境成本——进行装置的选择，并兼顾吸入装置与患者使用它们的能力，尽量降低不必要的 pMDI 处方以减少对环境的影响。此外，若患者处于与他人非常接近的环境中，为避免二手药物暴露，应选择限制或过滤呼出气雾的吸入装置。

总而言之，吸入装置的选择需要全方位综合考虑各方面因素。表 4-2 总结了如何为患者个体化选择吸入装置的路径。

表4-2 如何为患者选择吸入装置

患者分类		选 择
足够的吸气流速（PIFR≥30 L/min）	使用时手口协调好	选用以下任一装置：DPI、pMDI、SMI
	使用时手口协调不佳	推荐次序：DPI、pMDI＋储雾罐、SMI
吸气流速不足（PIFR≤30 L/min）	使用时手口协调好	推荐次序：SMI、pMDI
	使用时手口协调不佳	无须机械通气时，推荐次序：pMDI＋储雾罐、SMI、雾化器　需要机械通气时，推荐次序：雾化器、pMDI、SMI

注：PIFR，吸气峰流速；pMDI，定量压力气雾剂；SMI，吸入软雾剂；DPI，吸入粉雾剂。

参考文献：

[1] HAUGHNEY J, PRICE D, BARNES N C, et al. Choosing inhaler devices for people with asthma: current knowledge and outstanding research needs [J]. Respir Med, 2010, 104(9): 1237-1245.

[2] USMANI O S, BIDDISCOMBE M F, BARNES P J. Regional lung deposition and bronchodilator response as a function of beta2-agonist particle size [J]. Am J Respir Crit Care Med, 2005, 172(12): 1497-1504.

[3] RUBIN B K. Experimental macromolecular aerosol therapy [J]. Respir Care, 2000, 45(6): 684-694.

[4] LENNEY J, INNES J A, CROMPTON G K. Inap-

propriate inhaler use: assessment of use and patient preference of seven inhalation devices. EDICI [J]. Respir Med, 2000, 94(5): 496 – 500.

[5] HALPIN D M G, CRINER G L, PAPI A, et al. Global strategy for the diagnosis, management and prevention of chronic obstructive lung disease 2020 report [EB/OL]. (2019 – 11 – 05)[2022 – 05 – 30]. https://goldcopd.org/gold-reports/.

[6] SANCHIS J, GICH I, PEDERSEN S. Systematic review of errors in inhaler use: has patient technique improved over time? [J]. Chest, 2016, 150 (2): 394 – 406.

[7] 郑则广,游一中,康健,等. 稳定期慢性气道疾病吸入装置规范应用中国专家共识[J]. 中华结核和呼吸杂志,2019,42(4):241 – 253.

（华剑兰　张　静）

第三节　正确操作吸入装置

保证患者正确使用吸入装置由多个环节构成，包括在开处方前评估患者适用的吸入装置、训练患者吸入技巧、随访时检查患者装置使用技术等。在临床实践中建议通过图片、动画、视频、训练器等方式帮助患者正确使用吸入装置。

英国国家健康和护理卓越研究所（National Institute for Health and Care Excellence，NICE)提出了7条慢阻肺质量标准,其中1条关于吸入治疗,指出"对开具吸入治疗处方的慢阻肺患者,应在治疗开始时以及随后定期评估他们的吸入装置使用技术",具体措施包括:制订本单位的解决方案和书面临床操作规程;培训初级保健、社区以及次级保健机构中的医务人员,确保他们能胜任吸入装置使用技巧的宣教;确保开具吸入装置处方或调整治疗方案更换装置种类后,教会患者使用相应吸入装置;发生急性加重的患者,应特别注意检视装置应用是否准确。

一、定量压力气雾剂

pMDI 外形呈"L"形,外观可视部分主要由金属储药罐、固定座、吸嘴、防尘盖 4 个部件组成(图 4-1),部分 pMDI 有显示药物剩余剂量的计数窗。

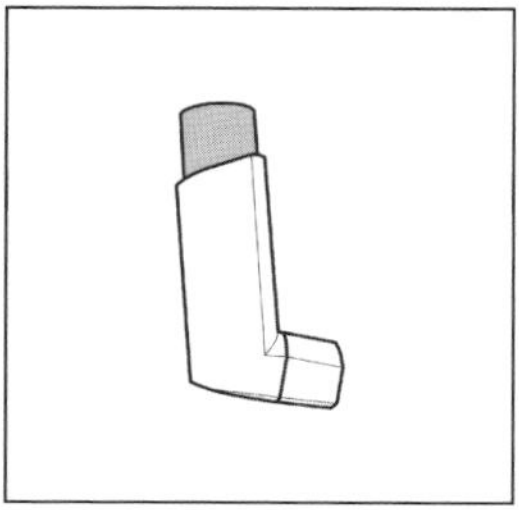

图 4-1　定量压力气雾剂装置外形

第一次使用该吸入装置前,或者在 14 天或以上时间没有使用后再次使用前,应向空气中试揿一揿以保证吸入装置工作良好。其使用方法见图 4-2。

操作步骤:

(1) 打开:拔除吸嘴防尘盖。

(2) 摇匀:上下垂直充分摇匀。

(3) 呼气:尽量呼气(注意不要

pMDI 定量压力气雾剂

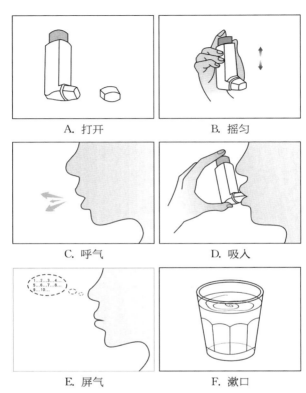

图 4‑2　定量压力气雾剂使用方法

将气呼入气雾剂吸嘴)。

（4）吸入：垂直握住气雾剂，食指或中指放在储药罐（铝罐）顶部，拇指托住固定座（掀压器），用双唇包住吸嘴（勿咬吸嘴）。用嘴慢而深地吸气，在开始吸气后同步按压气雾剂顶部掀出一掀药物（此过程的吸入和按压同步非常重要）。

（5）屏气：将气雾剂从口中拿出，屏气约 10 s。

若处方中需要多次吸入，重复步骤 2～5。吸入完成后，盖上吸嘴防尘盖。

（6）漱口：若吸入药物含糖皮质激素，吸入后应及时、充分漱口。

注意：若为运用共悬浮递送技术的 pMDI，建议每周清洁一次吸入器，保持吸入器清洁，以免药物淤积而堵塞吸嘴。步骤如下：①将铝罐从揿压器上取下（不得清洗铝罐或弄湿铝罐）；②取下吸嘴保护盖；③将揿压器放在水龙头下方用温水冲洗约 30 s，翻转揿压器再冲洗 30 s；④甩干揿压器中水份；⑤检查揿压器和吸嘴确保清洗干净，并保证自然风干干燥后才可将铝罐重新装入；⑥每次清洁后，需重新预充。

二、粉雾剂——都保

都保外形呈圆柱状，外观可视部分主要由底座、瓶身、吸嘴、瓶盖、计数窗等部件组成（图 4-3），其中底座中有内置干燥剂。其使用方法见图 4-4。

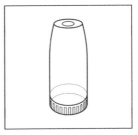

图 4-3 都保装置外形

操作步骤：

（1）打开：旋松并拔出瓶盖，确保红色底座在下方。

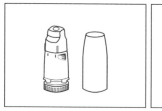

都保

（2）旋开：拿直都保，握住红色底座和都保中间瓶身部分，向某一方向旋转到底，再向反方向旋转到底，即完成一次装药。在此过程中，会听到一次"咔哒"声。

（3）呼气：尽量呼气（注意不要将气呼入都保吸嘴）。

（4）吸入：用双唇包住吸嘴，用力深深平稳吸入药物。

（5）屏气：将都保从口中拿出，屏气约 10 s。

若处方中需要多次吸入，重复步骤 2～5。吸入

A. 打开

B. 装药

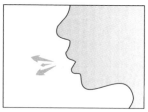

C. 呼气

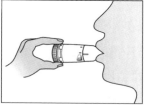

D. 吸入

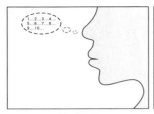 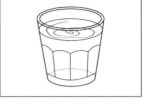

E. 屏气　　　　　　　　F. 漱口

图4-4　都保装置使用方法

完成后,旋紧瓶盖。

(6)漱口:若吸入药物含糖皮质激素,吸入后应及时、充分漱口。

三、粉雾剂——准纳器

准纳器外形呈圆饼状,外观可视部分主要由吸入装置主体、拇指柄、滑动杆、吸嘴、外壳、计数窗等部件组成(图4-5),装置主体内部为囊泡型剂量盘带,每个囊泡含一剂药物。其使用方法见图4-6。

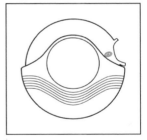

图4-5　准纳器外形

操作步骤:

(1)打开:一手握住外壳,另一手的大拇指放在拇指柄上,向外推动拇

准纳器

指柄直至完全打开。

（2）推开：保持准纳器水平状态，吸嘴对着自己。向外推滑动杆，直至发出"咔哒"声。表明一次剂量的药已准备好。

（3）呼气：尽量呼气（注意不要将气呼入准纳器吸嘴），

（4）吸入：用双唇包住吸嘴，用力深深平稳吸入药物。

（5）屏气：将准纳器从口中拿出，屏气约 10 s。吸入完毕后，关闭准纳器外壳（发出"咔哒"声表明关闭）。

（6）漱口：若吸入药物含糖皮质激素，吸入后应及时、充分漱口。

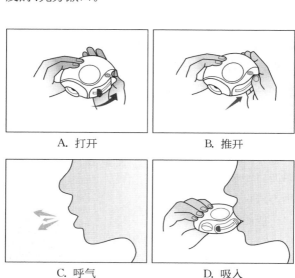

A. 打开　　　　　　　　B. 推开

C. 呼气　　　　　　　　D. 吸入

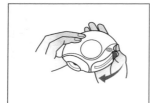

E. 关闭

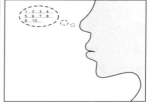

F. 屏气

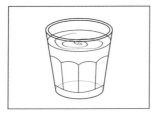

G. 漱口

图 4-6　准纳器装置使用方法

四、粉雾剂——茜乐

茜乐外形呈"L"形，外观可视部分主要由储药罐、固定座、吸嘴、防尘盖、计数窗等部件组成(图 4-7)。其使用方法见图 4-8。

操作步骤：

(1) 打开：拔除吸嘴防尘盖。

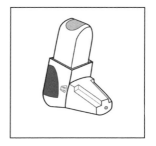

图 4-7　茜乐装置外形

(2) 装药：垂直方向上下振摇装置 4～5 次，使药物填满剂量杯；按下顶部，听到"咔哒"声，精准地将一个剂量的药物转入吸入通道。

茜乐

(3) 呼气：尽量呼气（注意不要将气呼入茜乐装置吸嘴）。

(4) 吸入：用双唇包住吸嘴，用力深深平稳吸入药物。

(5) 屏气：将装置从口中拿出，屏气约 10 s。

若处方中需要多次吸入，重复步骤 2～5。吸入完成后，盖上吸嘴防尘盖。

(6) 漱口：若吸入药物含糖皮质激素，吸入后应及时、充分漱口。

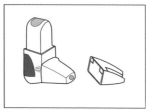

A. 打开

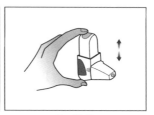

B. 装药

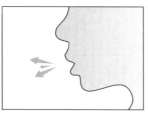

C. 呼气

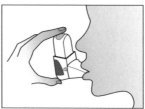

D. 吸入

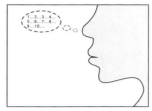

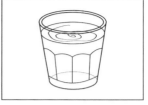

E. 屏气 　　　　　　　　　F. 漱口

图4-8　茜乐装置使用方法

五、粉雾剂——吸乐

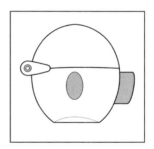

图4-9　吸乐装置外形

吸乐为单剂量胶囊型粉雾剂，装置外观可视部分主要由中央室、针刺按钮、吸嘴、防尘盖等部件组成（图4-9），该装置可清洗，干燥后重复使用。其使用方法见图4-10。

操作步骤：

吸乐

（1）打开：打开防尘盖，接着打开吸嘴。

（2）取药：把胶囊从铝箔中取出（注意应在使用前取出）。

（3）装入：将一粒胶囊放置于吸乐中央室；关上吸嘴，直到听到"咔哒"声，表示已关紧。

（4）刺破：握住装置，让吸嘴朝上，按压一次右侧刺针按钮然后放开，使位于中央室的胶囊刺破，吸入时胶囊内的药物会释放。

（5）呼气：尽量呼出一大口气。

（6）吸入：用双唇包住吸嘴，用力深深平稳吸入药物（吸入时可以听到胶囊转动的声音）。

（7）屏气：将吸乐从口中拿出，屏气约 10 s。

（8）漱口：若吸入药物含糖皮质激素，吸入后应及时、充分漱口。

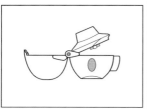

A. 打开

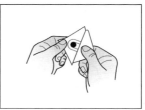

B. 取出胶囊

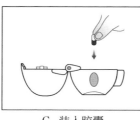

C. 装入胶囊

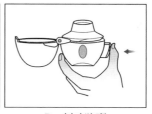

D. 刺破胶囊

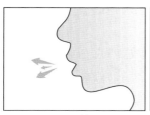

E. 呼气

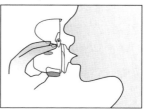

F. 吸入

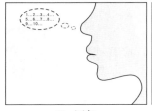

G. 屏气

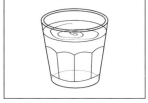

H. 漱口

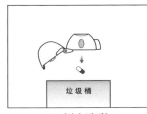

I. 倒出胶囊

图 4-10　吸乐装置使用方法

（9）关闭：打开吸嘴，将使用过的胶囊倒出，关上吸嘴和防尘盖。

六、粉雾剂——比斯海乐

比斯海乐为单剂量胶囊型粉雾剂，装置外观可视部分主要由中央室、针刺按钮、吸嘴、防尘盖等部件组成（图 4-11），该装置可清洗，干燥后重复使用。其使用

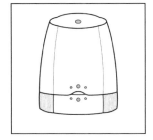

图 4-11　比斯海乐装置外形

方法见图 4 - 12。

操作步骤:

（1）打开：打开防尘盖，接着打开吸嘴。

比斯海乐

（2）取药：把胶囊从铝箔中取出（注意应在使用前取出）。

（3）装入：将一粒胶囊放置于比斯海乐中央室；关上吸嘴，直到听到"咔哒"声，表示已关紧。

（4）刺破：握住装置，让吸嘴朝上，按压一次两侧刺针按钮然后放开，使位于中央室的胶囊刺破，吸入时胶囊内的药物会释放。

（5）呼气：尽量呼出一大口气。

（6）吸入：用双唇包住吸嘴，用力深深平稳吸入药物（吸入时可以听到胶囊转动的声音）。

（7）屏气：将比斯海乐从口中拿出，屏气约 10 s。

（8）漱口：若吸入药物含糖皮质激素，吸入后应及时、充分漱口。

（9）关闭：打开吸嘴，将使用过的胶囊倒出，关上吸嘴和防尘盖。

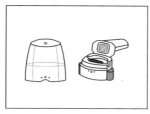

A. 打开

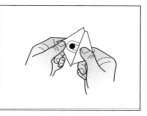

B. 取出胶囊

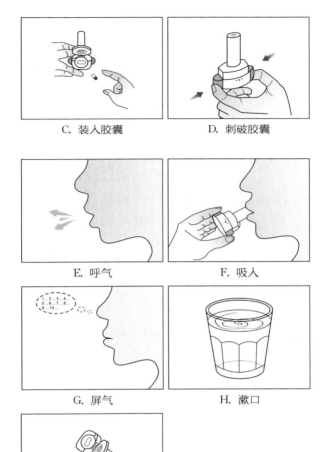

C. 装入胶囊

D. 刺破胶囊

E. 呼气

F. 吸入

G. 屏气

H. 漱口

I. 倒出胶囊

图 4-12　比斯海乐装置使用方法

七、粉雾剂——易纳器

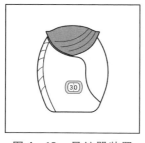

图4-13 易纳器装置
外形图

易纳器外观可视部分主要由吸入装置主体、通气孔、防尘盖、吸嘴、计数窗等部件组成（图4-13），装置主体内部为囊泡型剂量盘带，每个囊泡含一剂药物。其使用方法见图4-14。

操作步骤：

（1）打开：首先打开易纳器的防尘盖，向下滑动，直至听到"咔嗒"声，表明一吸药物已经准备好，可以吸入。

易纳器

（2）呼气：尽量呼气（注意不要将气呼入易纳器吸嘴）。

（3）吸入：用双唇包住吸嘴，用力深深平稳吸入药物。

（4）屏气：将易纳器从口中拿出，继续屏气，尽量屏气约10 s。

（5）关闭：将盖子往上滑，直至关闭易纳器。注意平时不用药时千万不能随意打开防尘盖。

（6）漱口：若吸入药物含糖皮质激素，吸入后应及时、充分漱口。

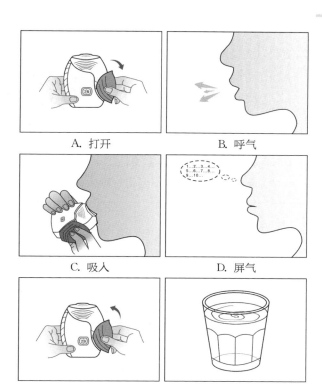

A. 打开

B. 呼气

C. 吸入

D. 屏气

E. 关闭

F. 漱口

图 4-14　易纳器装置使用方法

八、软雾剂——能倍乐

　　能倍乐外形呈圆柱状，外观可视部分主要由透明底座、瓶身、按钮、通气孔、防尘盖、吸嘴、计数条等部件组成（图 4-15）。

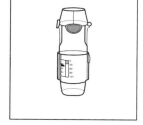

图 4-15　能倍乐装置外形

其使用方法见图 4-16。

操作步骤：

（1）旋转：将透明底座按照标签红色箭头指示方向旋转半周直至听到"咔哒"声。

能倍乐软雾剂

（2）打开：完全打开防尘盖。

（3）呼气：尽量呼气（不要将气呼入能倍乐）。

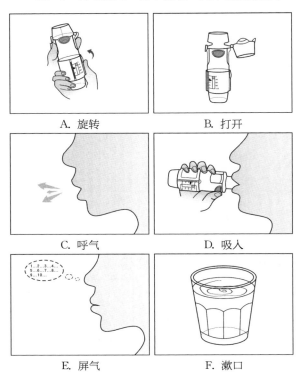

A. 旋转　　　　　　B. 打开

C. 呼气　　　　　　D. 吸入

E. 屏气　　　　　　F. 漱口

图 4-16　能倍乐装置使用方法

（4）吸入：双唇包住吸嘴，按压给药按钮并缓慢且尽可能长时间吸气。

（5）屏气：将能倍乐从口中拿出，屏气约 10 s。吸入完毕后，盖上防尘盖。

（6）漱口：若吸入药物含糖皮质激素，吸入后应及时、充分漱口。

参考文献：

[1] Global Initiative for Chronic Obstructive Lung Disease (GOLD)（2020）. Global strategy for prevention, diagnosis and management of COPD [EB/OL]. [2020 - 05 - 20]. https://goldcopd. org/gold-reports.

[2] 郑则广，游一中，康健，等. 稳定期慢性气道疾病吸入装置规范应用中国专家共识[J]. 中华结核和呼吸杂志,2019,42(4):241 - 253.

[3] Chronic obstructive pulmonary disease in over 16s: diagnosis and management [R]. London: National Institute for Health and Clinical Excellence，2019.

（吴　轶　叶晓芬　张　静）

第四节　吸入药物使用常见错误

一、未按规律使用或使用时机错误

1. 患者随意调整吸入药物使用剂量和频率甚至自行停药　哮喘、慢阻肺患者需要长期规律使用吸入药物,患者应按医嘱严格执行,不可自行停药或随意调整,以免造成疾病的急性发作,影响疗效甚至危及生命。在诊治过程中经常发现有患者随意调整药物使用剂量和频率,甚至自行停药。原因很多,有的是对疾病认识不足,有的是对药物给药方式存在抗拒,有的是对药物的不良反应存在恐惧心理……如有的哮喘患者在症状控制后,觉得不需要再用药了,就自行停药或者减量使用,造成哮喘症状反复发作;孕妇哮喘,担心吸入糖皮质激素的不良反应,擅自停药也会造成哮喘控制不佳,反复急性发作,对孕妇及其胎儿造成影响;有的慢阻肺患者认为一直以来的咳嗽、咳痰、气喘是治不好的,用了吸入药改善也不明显,就干脆不用药了,影响疾病预后。

举例:张女士一家最近喜事不断,新婚不久的她怀孕了。紧接着烦恼也来了,因为哮喘急性发作进了急诊室。原来她怀孕后担心吸入糖皮质激素对胎儿造成不良影响,自行将长期使用的吸入药物停掉了。药物停用后,哮喘症状反复发作,甚至因为急性发作较重而进了急诊室。药物对胎儿的确存在潜在的风险,但是由于吸入药物的全身吸收少,对胎儿是相对比较安全的,相比而言哮喘急性发作给孕妇和胎儿带来的风险要大很多,孕期的哮喘控制更加重要。因此哮喘患者怀孕后仍然需要规律用药,根据综合评估,在专科医师的指导下调整治疗用药。

2. 不清楚急救药物和控制药物的使用时机 哮喘的治疗药物分为控制药物和急救药物两类:控制药物是预防哮喘发作的药物,如吸入激素等,是患者长期规律使用的;而急救药物则是出现哮喘症状如气喘咳嗽发作时按需使用的,主要为了缓解症状,常用的有沙丁胺醇、特布他林等。由于存在不止一种吸入药物,患者可能分不清药物的作用及其使用时机,如将沙丁胺醇等急救药物长期规律使用,结果导致气道炎症未控制,哮喘依然反复发作,又或者未长期规律使用控制药物,一旦哮喘发作,就随意拿起一个吸入药物使用。

二、吸入装置操作的常见错误

1. 未正确打开防尘盖和外壳 吸入装置都有吸嘴,患者可通过吸嘴吸入药物,故保持吸嘴的清洁干燥是非常重要的。防尘盖和外壳则是保持吸嘴清洁干燥必不可少的零件,使用药物前,须打开防尘盖或装置外壳,暴露吸嘴,口唇包住吸嘴,才能顺利吸入药物。

2. 吸入前未充分呼气 为保证足够的药粉进入肺部发挥作用,每种吸入剂均有其最佳吸气流速,而保证吸气流速就先要求充分呼气。未充分呼气,吸入的流速过低,时长过短,可导致药物在肺部的沉积率降低,药物的利用率过低。

3. 吸入时没有完全包住吸嘴 同样,为了保证足够的药粉被吸入肺部,应完全包住吸嘴,防止因口唇部漏气造成吸气流速不足而未能将药粉吸入肺部,从而降低药物在肺部的沉积率。

4. 未经口腔吸入 哮喘、慢阻肺患者治疗用的吸入药物均为经口腔吸入给药,不能经鼻腔吸入(过敏性鼻炎的吸入药物才经鼻腔给药),也不能口服使用。经鼻吸入药物主要滞留在鼻腔,到达气道药量不足无法起到较好的治疗效果。且粉雾剂需要用吸气力将药粉吸出,鼻吸入无法达到足够吸气流速。口服给药则达不到局部起效、快速起效的作用,特别是胶囊型吸入粉雾剂,有的患者可能会把胶囊误服。

举例:查房时,药师询问诊断为慢阻肺急性加重期的王爷爷是否会用噻托溴铵粉雾剂。王爷爷回答:"很简单,我都用了 1 年多了,每次取出来一粒胶囊直接吃下去就好了。"药师进一步询问,原来王爷爷将噻托溴铵粉雾剂的吸入胶囊当口服药物服用了。

5. 吸入速度过快,用力过猛,时长过短 吸入药物时需要平稳地深长吸气(吸气力大小要求根据不同装置内部阻力而不同),才能将药物充分吸入并使其更好地在肺部沉积,如此吸入效率高。几种状况都会影响吸入效率:①吸入 DPI 时,吸气力过小或过大;②吸入 pMDI 时,吸气力过大;③吸入时,用力猛吸一下。

6. 吸入后未屏气或屏气时间不足　在使用吸入药物时,吸入后患者需要屏气一段时间,尽量屏气约 10 s,以利于药物在小气道沉降,增加药物沉积率,提高药物利用率。若无屏气这一步骤,大部分吸入气道的药物则随着呼气而呼出体外,减少吸入效率。

7. 吸入时姿势错误　患者吸入时应采取站姿或者坐姿,上身保持直立,目视前方或稍稍抬头,保持颈部垂直,便于更好地吸入。若吸入时低头,气道未打开,则会影响吸入动作及效率。

8. 吸完未漱口或者漱口不充分　吸入药物特别是吸入糖皮质激素时,吸入后沉积在口咽部、喉部的药物可造成局部不良反应,及时有效地漱口可以减少局部不良反应。然而,在实际使用过程中,经常有患者忘记此关键步骤,导致声音嘶哑、咽喉疼痛等局部不良反应,甚至出现口腔念珠菌感染。除了吸入激素会引起局部不良反应,其他吸入药物沉积在咽喉部,产生的物理刺激也可能引起局部不适,因此建议每次吸入药物后,及时清水漱口。切记漱口时,需仰起头进行口咽深部漱口;再将漱口水吐掉。

举例:张女士最近在医院诊断为哮喘,医生嘱其长期吸入激素控制,用药 2 周后,张女士诉其嗓子很不舒服,一直疼,说话发音也是哑的,而且口腔还有白斑。仔细询问用药过程,发现原来她吸入激素后没有漱口。

三、不同种类吸入装置操作错误

1. pMDI

(1)揿压装置与吸入不同步:多指揿压先于吸入或启动过迟。使用 pMDI 时,需注意吸入与揿压应同时进行才能保证吸入足够剂量的药物。如果出现揿压先于吸入或启动过迟,易出现药物过多地沉积在口咽部而导致药物有效利用率下降。

(2)使用前未摇匀:大部分 pMDI 在静止时有效药物成分和推进剂处于未混匀的状态,所以在使用前需要振摇装置使药物充分混合,再进行吸入操作,否则会减少药物输出剂量,降低疗效。

2. DPI

不同于 pMDI,DPI 不含驱动剂,需要依靠患者吸气力将药物吸出。药物以干粉形式存在,保持干燥非常重要。这些共同特点决定其特殊的操作注意事项,也是患者在使用过程中容易发生的错误。

(1)吸入前向装置内呼气:如果在吸入前或使用过程中向装置内呼气,使药粉受潮、结块而影响药粉流动性,同时装置受潮内部阻力增加,使患者吸气受阻,则无法产生足够的动力使药物解聚,甚至不能产生足够的吸气流速,从而降低药物利用率。因此患者呼气时不应对着吸嘴呼气,以免将潮湿气体通过吸嘴呼入装置。

（2）吸入时未用力吸气或吸气流速过低：由于DPI依赖装置内部阻力和患者主动吸气产生的湍流使药粉解聚成细微的药物颗粒，吸气时未用力吸气可直接影响药物输出率和使用疗效。另外，不同的DPI都有相应的吸气流速要求，吸气流速过低可影响DPI的输出率及其输出药物颗粒的大小和运动速度。理想的吸气流速可提高DPI的药物输出率和小颗粒的比例，提高疗效。

（3）用药后未擦干装置吸嘴：DPI吸入后，建议擦干吸嘴。潮湿的吸嘴可能增加装置和药粉的受潮机会，增加吸入时的阻力，影响吸入时药粉微粒的湍流运动，导致吸入不充分。同时，口腔含有多种细菌，唾液沾在吸嘴上也会增加细菌滋生机会。故吸完药后，用干净的纸巾擦拭一下吸嘴可以保持吸入装置的干燥和清洁。

3. SMI

（1）初次使用时未正确安装药瓶：使用SMI如能倍乐时，在初次使用前，需取下透明底座，然后将药瓶插入吸入器，再将透明底座重新装回。安装药瓶时应注意药瓶细小一端插入，可将吸入器置于稳固平台，用力向下按压。未正确装载药瓶如倾斜插入或未插入到底，可能导致药液渗漏或影响后续装药时瓶身的旋转。患者在使用前，可以咨询医生或药师如何安装药瓶，或者仔细阅读说明书，按步骤安装。

（2）吸气时堵住通气孔：能倍乐装置通气孔位于吸嘴下方，若患者包住吸嘴较多则很容易将通气孔堵住。故嘴唇包住吸嘴时要看清楚通气孔位置，注意不要堵住通气孔。气流的流通才能使药液释放，堵住通气孔使得药液无法释放，影响正常使用。

（3）按压与吸入不同步：能倍乐通过机械能动力释放气溶胶，无须患者吸气力，因此也要求吸入与按压同步。在深深缓慢吸气的同时，按压药物释放按钮释放气溶胶，然后继续缓慢尽可能长时间地吸气，将缓慢释放的气溶胶都深深吸入。

（4）旋转时未保持防尘盖关闭：旋转时，若未保持防尘盖关闭，容易不小心按压到释药按钮，导致药物损失。因此，旋转时一定保持防尘盖为关闭状态。特别是吸入第 2 揿时，切记应先盖上防尘盖，然后再旋转。

四、特定吸入装置品种的可能操作错误

DPI 装置种类较多，如都保、准纳器、易纳器、吸乐、比斯海乐、茜乐等，不同的装置操作方法有所不同，常见的错误也有不同，现分别举例。

1. 多剂量囊泡型 DPI（如准纳器、易纳器）

（1）准纳器"推动杆"未推或未推到底（没有听到"咔哒"声）：使用准纳器时，将外盖打开后，需将

"推动杆"推到底,可听到"咔哒"声,说明胶囊已被刺破,药物处于待吸入状态,操作完成才能确保有药物被吸入。

举例:患者李先生因哮喘急性发作就诊,询问病史时患者自诉遵医嘱,每日2次、每次1吸地规律使用沙美特罗替卡松吸入剂(准纳器)。让患者演示吸入方法时发现,患者用了一个月的准纳器,装置的指示窗数字却为"57",表明这一个月他仅使用了3吸药物。患者演示操作方法时发现,原来他每次推"推动杆"都是轻轻地推一下,并未推到底就开始吸入,其实药物囊泡还未打开。相当于没有使用控制药物,导致哮喘未控制,急性发作。

(2)边推动准纳器"推动杆"边吸入:"推动杆"的作用在于刺破胶囊,推动过程中胶囊还未被刺破,此时使用属于无效吸入,吸入方式错误。

(3)吸完把准纳器"推动杆"推回:在关闭准纳器装置的外盖时推动杆会随之恢复原位,因此无须把推动杆推回。

(4)不用药时候反复拨动准纳器"推动杆"或反复打开易纳器外盖:由于准纳器和易纳器装置药物都是独立囊泡包装,只有吸入时才能打开一个囊泡,不用药时打开囊泡会造成药物浪费。准纳器是依靠推动"推动杆"来打开囊泡的,而易纳器则是打开外盖就打开了一个囊泡,因此不用药的时候不可随意打开。

2. 多剂量储库型 DPI(如都保、茜乐)

(1) 都保旋转底座时未保持瓶身垂直:都保的储药池在定量盘上方,旋转底座进行装药时应保持装置瓶身垂直,如此利于药物定量准确。若旋转底座时瓶身倾斜,可能会造成药物剂量不足。

(2) 吸入前未旋转都保底座或未旋转一个来回:使用都保装置时,装药的过程是旋转底座一个来回,即向一个方向旋转底座至旋不动,再向另一个方向旋回,过程中会听到"咔哒"声,药物即由储药池释放至定量盘,同时计数装置会有一剂药量的记录。若没有旋转这个步骤,可导致没有药物释放至定量盘,相当于没有可吸入的药物。旋转一个来回时,其中有一半的旋转是装药,另一半的旋转只是计数装置的记录,并没有装药,若旋转时只向一个方向转而并非一个来回,也会导致吸入不规律。

举例:张大伯诉使用都保后症状没有明显改善,医生仔细询问其操作步骤,原来他在使用装置时未旋转底座,他认为吸入装置只要在第一次使用时旋转即可。其在医生教导吸入药使用过程中未完全理解操作步骤,以后在吸入使用时均未规范进行操作,故导致其症状未改善。

(3) 都保装置吸完 60 吸后仍继续使用:为保持都保内药物的干燥性,都保装置底座含有一个内置的干燥剂,摇动都保会听到"沙沙"声,这是干燥剂发出的声音。有的患者以为这是药粉发出的声音,用完 60 吸,摇一摇有声音,故继续使用,甚至有的患者一直用了 2、3 个月,摇动还有声音,然后再来医院咨询。因此,不能通过摇动有无声音来判断药物是否用完,而应该根据计数窗的显示来判断。

举例一:王女士有哮喘病史,医生为她开具都保,她一支药用了 2 个多月还没有用完,自觉非常奇怪,来吸入门诊咨询。药师发现指示窗口显示为"0",因摇晃装置时有声音,她一直以为药物还未使用完,误将干燥剂认为是药粉。另外,都保用完后,储药池中会剩余部分药粉,这部分药粉的剩余是为了保证前面的 60 吸药物剂量准确,用完 60 吸后继续仍使用的话,会使剂量准确性无法保证。建议都保装置 60 吸药物用完后即更换新装置使用。

举例二:患者张先生是一名机械工程师,诊断哮喘合并慢阻肺,4 年来的控制都相对稳定,但最近一年反复因哮喘急性发作而住院。通过沟通,药师发现患者把已用完的都保拆开,将储药池的剩余药粉装入小瓶,用挖耳勺舀药粉从吸嘴处倒入继续使用。都保有其特殊的双螺旋结构,可使气流在局部产生湍流,以利于药物颗粒的分散,增加了微颗粒的输出量和吸入肺部的药量。患者将药粉从吸嘴处倒入,可能粘壁而无法到达装置底部,药物不能通过完整的双螺旋通道,无法完成解聚,吸入药物微颗粒达不到理想直径,吸入效果不佳。而且挖耳勺剂量不够准确,导致吸入药量不足,哮喘控制不佳,真是聪明反被聪明误。

（4）不清楚都保计数窗数字含义：都保装置的计数窗数字显示不是每吸入一次数字减少一个,其计数数字为 60—40—20—0,以 20 为一个单位,在 0～20 间显示红色,提示药物即将用完,可以开始准备新的药物。这个计数指示不是特别精确,建议患者可以在新装置开始使用时就在防尘盖上写上日期,若为规律每日 2 吸或者每日 4 吸吸入,60 吸的使用时间就能被算出来了。

举例：医生给陈大叔开具都保 2 天后,患者又来门诊找医生询问吸入装置是否损坏,自己一直不能吸入药物。医生很诧异,仔细询问原因,原来陈大叔认为指示窗口是根据每吸入一次而发生数字变化的,如果未见数字变化,他就认为自己没有吸入。每个装置吸入计数方式不同,因此患者需了解清楚。

（5）茜乐装置用药前为上下垂直振摇：茜乐装置需要通过垂直方向上下振摇几次才能使药物填满剂量杯。有的患者以为只有使用 pMDI 前为了使得混悬药物均匀分散才需要上下振摇,DPI 是干粉吸入器,并不需要振摇,就忽略了这一重要步骤。切记,若不垂直振摇,剂量杯就没有可吸入的药物。

（6）茜乐装置振摇后未按压顶部即吸入：茜乐装置振摇后药物填满剂量杯,还需要按压装置顶部,听到"咔哒"声,表明剂量杯已旋转,药粉进入吸入通道，就能通过吸嘴吸入了。若未按压装置顶部，剂量杯未旋转，药粉并未进入吸入通道，此时吸入的话，并无药物可以吸入。

3. 单剂量胶囊型 DPI（如吸乐、比斯海乐）

（1）将吸入胶囊当口服药服用：单剂量胶囊型 DPI 如吸乐、比斯海乐，吸入装置与吸入胶囊是分开的，每次使用时需取出一粒胶囊放入装置内，通过按压一侧或两侧针刺按钮刺破胶囊再吸入使用。有的患者不了解，以为药物就是传统的口服用药，误将吸入的胶囊口服使用，故无法达到药物疗效或，还可能增加不良反应发生。

（2）装入胶囊后未按压针刺按钮刺破胶囊或者多次按压使胶囊破裂：装入胶囊后需完全按压一次按钮刺破胶囊，再吸入使用。若未进行该操作，没有刺破胶囊，则药粉无法吸出，属于无效吸入；而按压多次会导致胶囊破裂，最终影响胶囊转动，妨碍药粉释出，降低药效。

举例：一位 54 岁男性患者，诊断慢阻肺半年余。给予吸入噻托溴铵粉雾剂（18 μg/粒），每日 1 次，每次 1 粒。患者遵医嘱规律用药半年余。3 天前，因慢阻肺急性加重住院治疗，药师床旁指导用药发现患者将胶囊装入吸入器后未按压针刺按钮刺破胶囊就开始吸入。缺乏刺破胶囊的步骤会导致胶囊中的药物无法被吸出。

（3）一次性将胶囊取出放置方便药盒中：有的

年老患者动作准确性下降,在取胶囊时动作不够利落,甚至很难将胶囊取出,家中子女将胶囊一次性取出放置于方便药盒中,便于老人拿取。该做法看似是方便了,其实并不可取。DPI 对干燥性的要求比较高,一旦药粉受潮,吸入效率就会降低。方便药盒并非完全密封,同时每次用药时都要打开,会导致胶囊暴露于外界潮湿环境,导致胶囊中的药粉吸湿受潮。建议需要吸入时才将胶囊取出备用,不要提前取出胶囊。

参考文献:

［1］叶晓芬,金美玲. 呼吸系统疾病药物治疗经典病例解析［M］.上海:复旦大学出版社,2021.

［2］RAMADAN W H, SARKIS A T. Patterns of use of dry powder inhalers versus pressurized metered-dose inhalers devices in adult patients with chronic obstructive pulmonary disease or asthma: an observational comparative study［J］. Chron Respir Dis, 2017,14(3):309 - 320.

［3］PRICE P, KEININGER D L, VISWANAD B, et al. Factors associated with appropriate inhaler use in patients with COPD-lessons from the REAL survey［J］. Int J COPD, 2018,13:695 - 702.

［4］AL-JAHDALI H, AHMED A, AL-HARBI A, et al. Improper inhaler technique is associated with poor asthma control and frequent emergency department visits ［J］. Allergy Asthma Clin Immun, 2013,9:8.

[5] SANCHIS J, GICH I, PEDERSEN S. Systematic review of errors in inhaler use: has patient technique improved over time [J]. Chest, 2016, 150(2): 394 - 406.

[6] USMANI O S, LAVORINI F, MARSHALL J, et al. Critical inhaler errors in asthma and COPD: a systematic review of impact on health outcomes [J]. Respir Res, 2018, 19(1): 10.

[7] MAKHINOVA T, L WALKER B L, GUKERT M, et al. Checking inhaler technique in the community pharmacy: predictors of critical errors [J]. Pharmacy (Basel), 2020, 8(1): 6.

[8] OCAKLI B, OZMEN I, TUNçAY E A, et al. A comparative analysis of errors in inhaler technique among COPD versus asthma patients [J]. Int J Chron Obstruct Pulmon Dis, 2018, 13: 2941 - 2947.

[9] PLAZA V, GINER, RODRIGO G J, et al. Errors in the use of inhalers by health care professionals: a systematic review [J]. J Allergy Clin Immunol Pract, 2018, 6(3): 987 - 995.

（谢宁　叶晓芬）

图书在版编目(CIP)数据

慢性气道疾病吸入治疗实践手册/张静,叶晓芬主编.—上海:复旦大学出版社,2022.8
ISBN 978-7-309-16214-1

I.①慢… II.①张…②叶… III.①气管疾病-慢性病-药物疗法-手册 IV.①R562.105-62

中国版本图书馆 CIP 数据核字(2022)第 095177 号

慢性气道疾病吸入治疗实践手册
张 静 叶晓芬 主编
责任编辑/张 怡

复旦大学出版社有限公司出版发行
上海市国权路 579 号 邮编:200433
网址:fupnet@fudanpress.com http://www.fudanpress.com
门市零售:86-21-65102580 团体订购:86-21-65104505
出版部电话:86-21-65642845
上海丽佳制版印刷有限公司

开本 787×960 1/32 印张 4 字数 67 千
2022 年 8 月第 1 版
2022 年 8 月第 1 版第 1 次印刷

ISBN 978-7-309-16214-1/R·1944
定价:68.00 元